"**中药饮片等级考试**"——药材饮片按品种随机分组，学生在规定时间内，正确回答出抽取的药材饮片名称，即为通过。

考试共分二级、四级、六级三个等级，具体要求如下。

二级：掌握本书二级品种内容，考试时累计通过3组，即为通过。

四级：须同时掌握二级和四级品种内容（抽取比例为7∶3），考试时累计通过6组，即为通过。

六级：须同时掌握二级、四级和六级品种内容（抽取比例为4∶4∶2），考试时累计通过10组，即为通过。

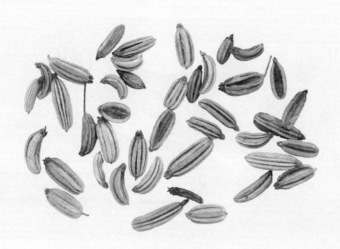

《中药饮片等级考试 中药饮片快速鉴定图谱》收录《中华人民共和国药典》常用品种，并囊括市场常见的炮制品，共 500 余种。全部以高清彩图呈现，画质精美，鉴别要点明确，均源自近年市场普遍通用的饮片类型。

　　作为"中药饮片等级考试"的配套辅导教材，本书将难易程度分为二级、四级、六级三等，真实模拟"中药饮片等级考试"的情境，具有很强的实用性和专业性。读者可根据考试级别或自身情况，有针对性地使用，随时自测学习效果。

　　本书可供备考"中药饮片等级考试"的院校学生使用，同时可作为药房、行业相关机构从业人员及对中药饮片鉴别感兴趣人士的参考用书。

图书在版编目（CIP）数据

中药饮片快速鉴定图谱 / 刘春生，肖瑶主编. —北京：化学工业出版社，2019.10
中药饮片等级考试
ISBN 978-7-122-35230-9

Ⅰ.①中…　Ⅱ.①刘…②肖…　Ⅲ.①饮片-中药鉴定学-等级考试-自学参考资料　Ⅳ.①R282.5

中国版本图书馆CIP数据核字（2019）第205439号

责任编辑：章梦婕　　　　　　　　　　　　装帧设计：史利平
责任校对：杜杏然

出版发行：化学工业出版社（北京市东城区青年湖南街 13 号　邮政编码 100011）
印　　装：北京瑞禾彩色印刷有限公司
710mm×1000mm　1/16　印张14　插页1　字数330千字　2020年1月北京第1版第1次印刷

购书咨询：010-64518888　　　　　　　　售后服务：010-64518899
网　　址：http://www.cip.com.cn
凡购买本书，如有缺损质量问题，本社销售中心负责调换。

定　　价：68.00元　　　　　　　　　　　　版权所有　违者必究

《中药饮片等级考试 中药饮片快速鉴定图谱》

编写人员

主　编　刘春生　肖　瑶

副主编　杨瑶珺　姜　丹　金　敏　马　春　华国栋　曹俊岭

编　委　（按照姓名汉语拼音排列）

　　　　白贞芳（北京中医药大学）

　　　　曹俊岭（北京中医药大学东方医院）

　　　　常晓茜（北京中医药大学）

　　　　陈秀芬（北京中医药大学）

　　　　华国栋（北京中医药大学东直门医院）

　　　　姜　丹（北京中医药大学）

　　　　金　敏（北京市中西医结合医院）

　　　　孔祥文（北京中医药大学第三附属医院）

　　　　梁　淼（北京中医药大学）

　　　　刘春生（北京中医药大学）

　　　　刘建华（北京市昌平中医医院）

　　　　罗　容（首都医科大学中医药学院）

　　　　马　春（北京卫生职业学院）

　　　　孙一帆（北京中医药大学）

　　　　王晶娟（北京中医药大学）

　　　　吴剑坤（首都医科大学附属北京中医医院）

　　　　肖　瑶（北京中医药大学）

　　　　许保海（北京积水潭医院）

　　　　颜洁芳（北京中医药大学）

　　　　杨响光（中国中医科学院广安门医院）

　　　　杨瑶珺（北京中医药大学）

　　　　张　波（临沂大学）

　　　　张迎春（西南大学）

前言

　　《中药饮片等级考试 中药饮片快速鉴定图谱》以"中药鉴定学"教学大纲为基础，按照北京中医药大学首创的"中药饮片等级考试大纲"编写而成。本书中的饮片名录选自《中华人民共和国药典》的常用品种，并囊括市场常见的炮制品，共收集中药饮片500余种；所列中药饮片辨识要点，均来自有深厚理论基础的院校教师，以及具丰富一线采购经验的药材验收工作者，同时吸收了过往考生结合自身经验归纳的考点总结。

　　作为"中药饮片等级考试"的配套辅导教材，将难易程度分为二级、四级、六级。读者可根据考试级别或自身情况，有针对性地学习使用，在提升等级考试的通过率的同时，提高饮片的快速鉴别水平，具有很强的实用性和专业性。

　　本书精选饮片彩图500余幅，画质精美，鉴别要点明确。为呈现真实市场中饮片的流通情况，本书选取的均为近年市场普遍通用的饮片类型，旨在与实际工作更好地衔接，达到鉴定的真正目的，快速自测中药鉴定水平。图谱结构设计精巧，饮片彩图标注序号，仅显示鉴别要点，不注明饮片名称，书后附有答案与索引，模拟"中药饮片等级考试"的真实情境，方便学生备考，随时自测学习效果，提升鉴别能力。该书同时可作为药房及与中药相关企业机构的培训用书。

　　本书为等级考试系列图书的第一本，之后将陆续出版该系列的其他图书，使"中药饮片等级考试"及其衍生系统更规范、更科学，从而更好地服务中药与相关行业。

　　感谢在本书编写过程中提供支持与帮助的各院校专业老师、各级医院药房主任及社会热心人士。希望本书能给中药学及相关专业的学生、行业工作者和对中药饮片鉴定感兴趣的读者提供帮助。

编者

2019 年 8 月

目 录

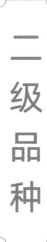

二级品种

001

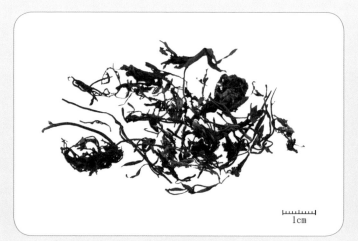

黑褐色。主干圆柱状，叶披针形、倒卵形、条形或细匙形，气囊纺锤形、球形或卵圆形。气腥。

专家批注：口尝味微咸。

002

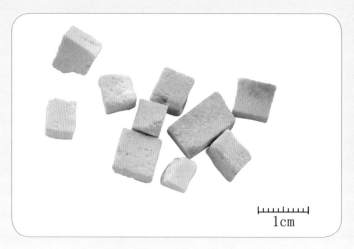

呈立方块状或不规则厚片。体重，质坚实。断面白色、淡红色或淡棕色，颗粒性。

专家批注：口尝味淡，嚼之黏牙。

003

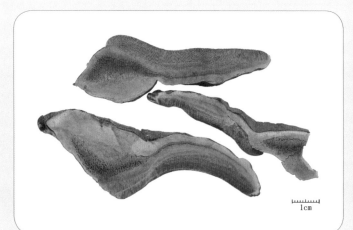

皮壳黄褐色至红褐色，或呈紫黑色，有光泽。菌肉白色至淡棕色，或呈锈褐色。体轻，易折断。

专家批注：气微香。

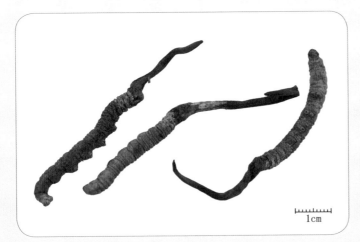

004

虫体表面黄棕色至土黄色，环纹明显；头部红棕色，长有子座；足多对，中部4对明显；断面淡黄白色，中心可见黑色∨形纹。

专家批注：足8对，具"三窄一宽"的特征，气微腥，味微苦。

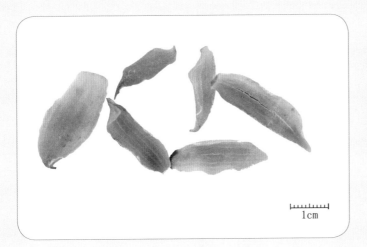

005

表面乳白色或淡黄棕色，有数条纵直平行的脉纹，顶端稍尖，基部较宽，边缘薄而略向内弯曲。质硬而脆。断面较平坦，角质样。

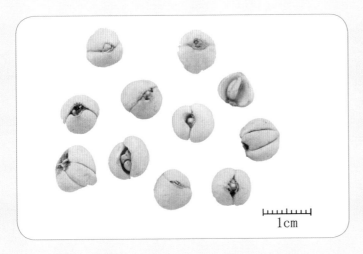

006

表面类白色或浅棕黄色，外层鳞叶2瓣，大小悬殊或相近，悬殊者顶端闭合，相近者顶端开裂。断面白色，富粉性。

专家批注：该药3个品种均为主流品种，某些具有"怀中抱月"的特征，味微苦。

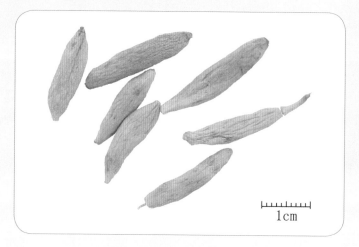

007

棕褐色至黑色，有光泽，中心棕色至浅褐色，可见筋脉小点。质较柔软。味甜。

专家批注：炮制后有酒香气。

1cm

008

呈纺锤形。表面淡黄色或灰黄色，有细纵纹。质柔韧。断面黄白色，半透明，中柱细小。

1cm

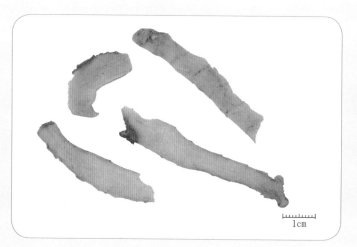

009

表面黄白色至淡黄棕色，半透明，有时可见环节。切面角质样或显颗粒性。

专家批注：嚼之发黏。

1cm

010

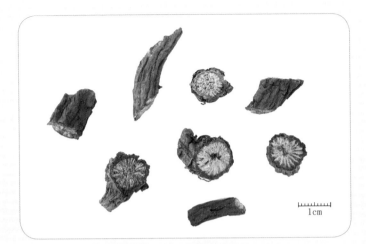

1cm

表面棕红色，具纵皱纹。切面皮部棕红色；木部灰黄色或紫褐色，有黄白色放射状纹理。

011

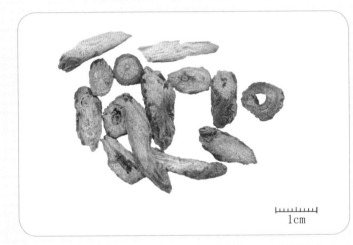

1cm

呈类圆形或不规则的片。表面黄棕色或棕褐色。质硬。切面黄棕色或黄绿色，具放射状纹理。

专家批注：老根呈枯朽状或中空，味苦。

012

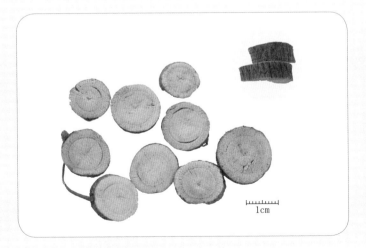

1cm

呈类圆形或椭圆形片。表面红棕色或灰棕色，具纵皱纹。质坚实。切面中心黄白色，有放射状纹理及形成层环。味甜而特殊。

专家批注：质坚实，具粉性，断面可见"菊花心"。

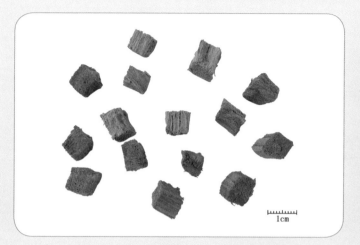

013

———

呈小方块或长方形片状。
质韧，纤维性强。切面
浅黄棕色至棕黄色。

专家批注：味微甜。

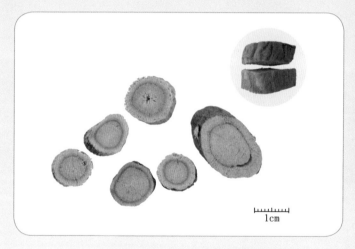

014

———

呈类圆形或椭圆形片。表
面黄白色至淡棕褐色，可
见纵皱纹或纵沟。切面有
放射状纹理及裂隙，皮部
黄白色，木部淡黄色。

专家批注：断面可见"菊
花心"，有豆腥气。

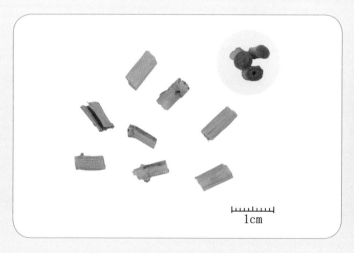

015

———

表面黄白色或淡黄色，
具纵皱纹，有的有节。
切面皮部白色，多有裂
隙，放射状排列；中柱
淡黄色或中空，易与皮
部剥离。

专家批注：环节明显。

016

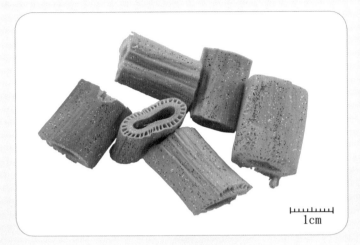

呈扁圆柱形。表面黄白色，有的可见节，节间有纵皱纹。切面中空，有小孔排列成环。

017

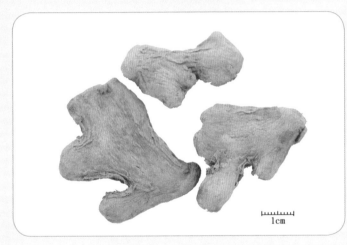

呈不规则片块状。表面灰棕色或浅黄棕色，粗糙。断面黄白色或灰白色，筋脉点散在。气香。

专家批注：药材表面有节，气味明显。

018

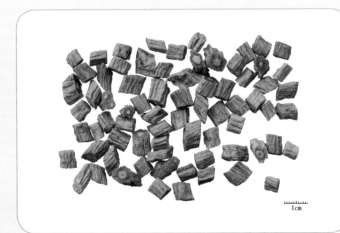

表面灰黄色、黄棕色至灰棕色，有时见横纹。质略带韧性。切面有裂隙或放射状纹理，皮部淡棕黄色至黄棕色，木部淡黄色至黄色。气香特异。

专家批注：饮片呈段状，有的根头部可见"狮子盘头"。

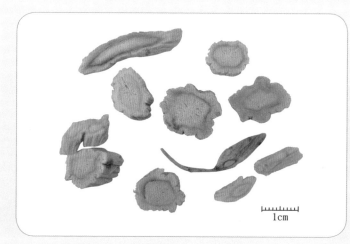

019

表面淡黄白色至黄色。
质脆。切面形成层环棕
色,皮部黄白色,木部
淡黄色。

专家批注:断面可见"金
井玉栏"。

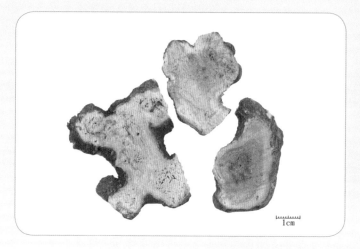

020

表面灰黄色或灰棕色。
质坚硬。切面黄白色至
淡棕色,散生棕黄色油
点。气清香。

专家批注:味甘、微辛,
嚼之略带黏性。

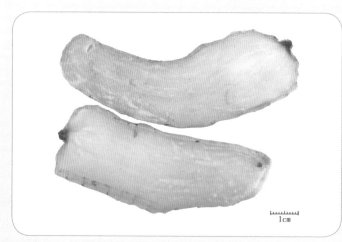

021

呈薄片。切面黄白色至
淡棕色,有光泽,角质
样,半透明。

专家批注:产地切片,有
马尿味。

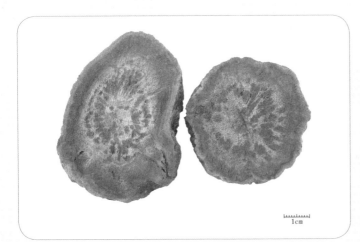

022

呈类圆形厚片。切面淡红棕色或黄棕色，颗粒性。根切面形成层明显，具放射状纹理；根茎切面星点环列或散在。气清香。

专家批注：味苦而涩。

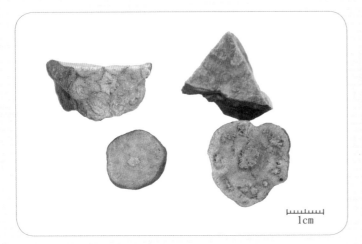

023

表面红棕色或红褐色，皱缩。体重，质坚实。断面浅黄棕色或浅红棕色，皮部异型维管束环列形成云锦状花纹。

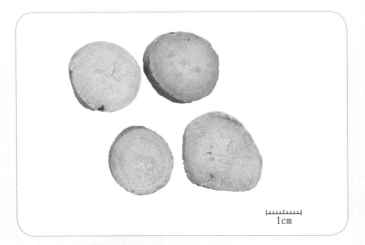

024

表面淡棕红色或类白色，平滑。质坚实。切面类白色或微带棕红色，角质样，形成层环明显，筋脉纹呈放射状排列。

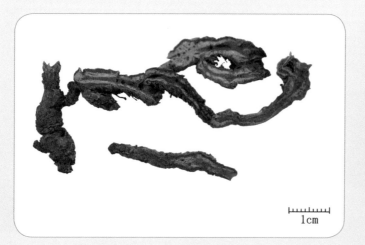

1cm

025

表面灰黄色或黄褐色,
有细小的须根。质硬。
切面鲜黄色或红黄色,
髓部有的中空。味极苦。

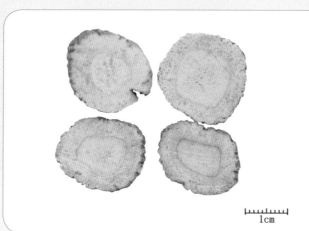

1cm

026

表面灰棕色或黄棕色。
质硬。切面白色或灰白
色,具粉性,形成层环
棕色,近方形或近圆形,
皮部散有多数棕色油点。
气芳香。

专家批注:表面可见"疙
瘩艼"痕迹。

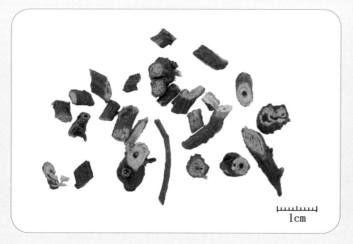

1cm

027

表面呈黑褐色、浅棕色、
红棕色或黑棕色。切面
黄白色或淡黄白色。

专家批注:药材断面纤维
性强。

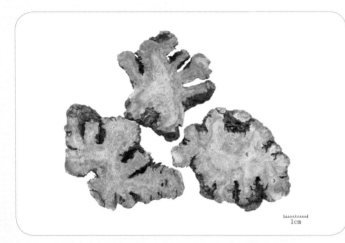

028

呈类蝴蝶形片，边缘不整齐。切面黄白色或灰黄色，散有黄棕色油点，形成层呈波状环纹。气浓香。

专家批注：味苦、辛，稍有麻舌感，微回甜。

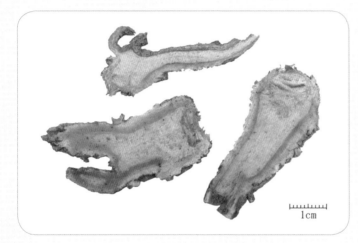

029

表面浅棕色至棕褐色。切面浅棕黄色或黄白色，有裂隙和多数棕色油点，中间有浅棕色的形成层环。香气浓郁。

专家批注：气味是鉴别特征，口尝甘、辛，微苦。

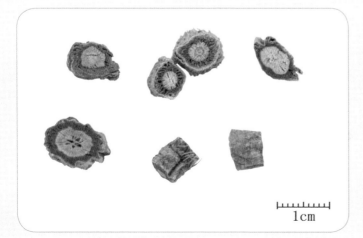

030

表面灰棕色或棕褐色，有纵皱纹。切面皮部棕黄色至棕色；木部黄色，具放射状纹理。气特异。

专家批注：有的可见"蚯蚓头"，断面可见"凤眼圈"，有裂隙，质轻。

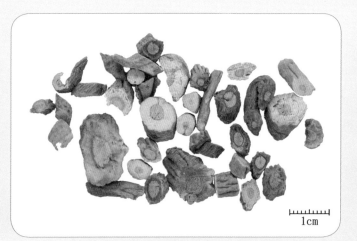

031

表面淡灰黄色至淡棕黄色，有纵皱纹。切面皮部黄白色，木部黄色。

专家批注：有芥菜气味。

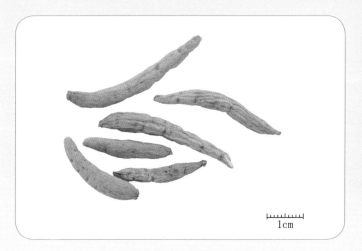

032

呈细长条形或长纺锤形。表面有纵皱纹及须根痕，顶端常有残存的茎痕。断面角质样，周边淡黄棕色，中心淡黄白色。

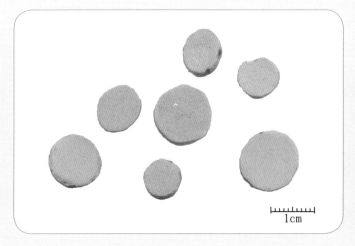

033

表面光滑，白色或淡黄白色。质坚脆。切面白色，富粉性。

专家批注：粉性强，口尝黏滑。

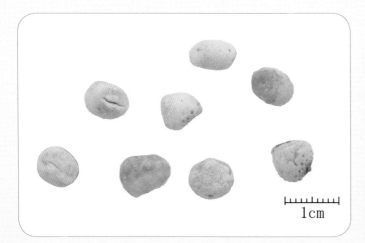

034

呈类球形或破碎成不规则颗粒状。顶端有凹陷的茎痕，周围密布点状根痕；下面钝圆，较光滑。质坚实。断面洁白，富粉性。

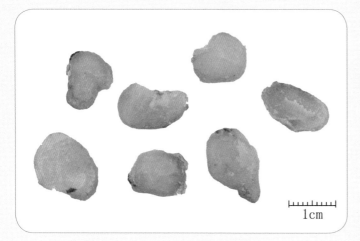

035

表面白色。切面淡灰色至灰白色，可见灰白色点状或短线状维管束迹，略呈角质样。质脆。

专家批注：此药材炮制品一般切片。

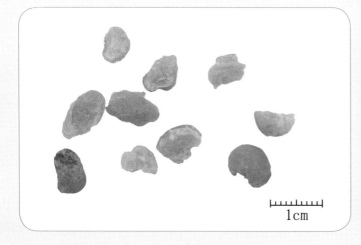

036

呈类球形或破碎成不规则片状。表面棕色至棕褐色。质硬而脆。断面淡黄色，角质样。

专家批注：此药材炮制品一般打碎。

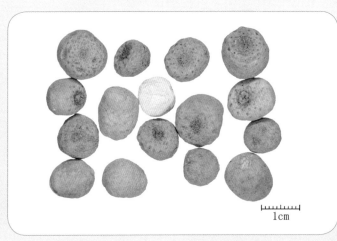

1cm

037

呈类球形或破碎成不规则片状。表面黄色。断面黄色或淡黄色，粉性。

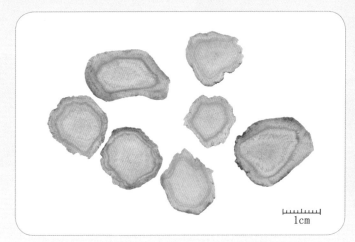

1cm

038

呈圆形片。表面灰黄色。切面淡黄白色或类白色，粉性，形成层环纹棕黄色，皮部有黄棕色点状树脂道及放射性裂隙。气香特异。

专家批注：质地轻，较松泡，口尝味道是鉴别要点。

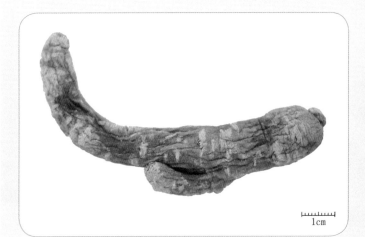

1cm

039

呈纺锤形或圆柱形。长3～10cm，直径1～2cm。表面半透明，红棕色，偶有不透明的黄褐色斑块，断面角质样。气微香而特异。

040

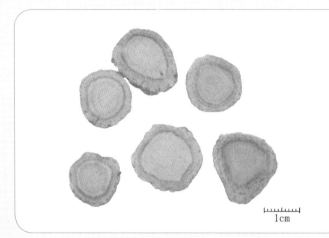

1cm

表面浅黄褐色。切面淡黄白至黄白色，形成层环棕黄色，皮部有黄棕色点状树脂道。气特异。

专家批注：体重，质坚实。口尝味道是鉴别要点。

041

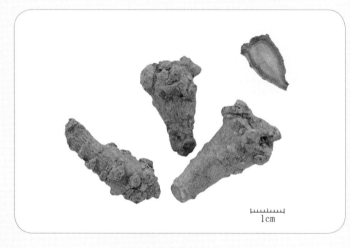

1cm

表面灰黄色或灰褐色。体重，质坚实。断面灰绿色、黄绿色或灰白色。

专家批注：周围有瘤状突起，"铜皮铁骨"，味苦回甜。

042

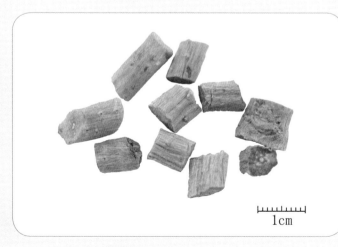

1cm

呈圆柱形。表面灰黄色，有纵皱纹及皮孔。切面淡棕色，略呈角质样，中心维管束较大、黄白色，外围散有黄白色点状维管束。

专家批注：断面可见"筋脉点"，是同心环型维管束，属于异常构造。

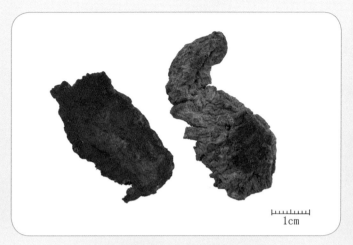

043

表面棕黑色或棕灰色，极
皱缩。切面棕黑色或乌黑
色，有光泽，具黏性。

专家批注：外表面有横
曲纹。

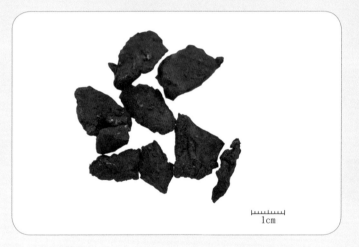

044

表面乌黑色，有光泽。
质柔软而韧，黏性大。
断面乌黑色，有光泽。
味甜。

专家批注：黑如漆，甜
如饴。

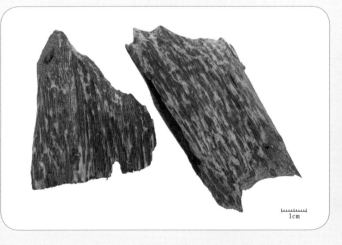

045

表面可见黑褐色树脂
与黄白色木部相间的斑
纹。质较坚实。气芳香，
味苦。

专家批注：气味是鉴别
特征。

046

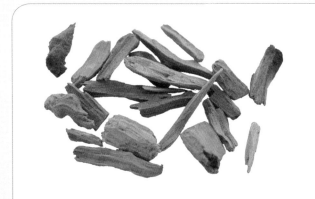

呈片状或小碎块。切面淡黄色或淡黄棕色，纹理顺直，光滑细腻。质坚实。气清香。

专家批注：切面显油迹，香气浓郁，嚼之微有辛辣感。

1cm

047

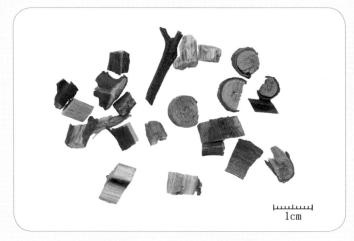

表面红棕色至棕色，具点状皮孔。切面皮部红棕色，木部黄白色至浅黄棕色；髓部色较深，近圆形或略呈方形。质硬而脆。气香特异。

1cm

048

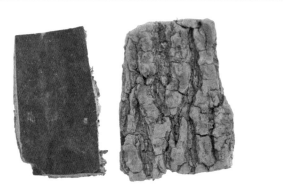

呈片状或丝状。外表面淡棕色或灰褐色，有明显的皱纹。内表面暗紫色，光滑。断面有细密、富弹性的银白色橡胶丝相连。

1cm

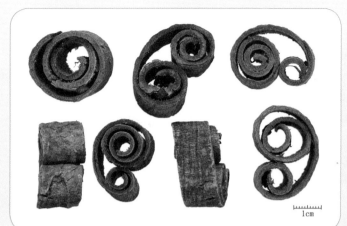

049

呈卷筒状或丝条状。外表面灰褐色，粗糙。内表面紫棕色或深紫褐色，较平滑，具细纵纹，划之显油痕。切面颗粒性。气香，味辛辣。

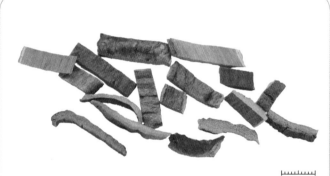

050

呈丝条状。外表面黄褐色或黄棕色。内表面暗黄色或淡棕色，具纵棱纹。切面深黄色，纤维性，呈裂片状分层。味极苦。

专家批注：嚼之有黏性，可使唾液染成黄色。

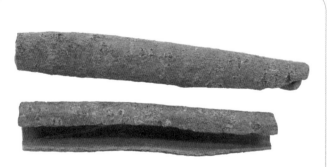

051

外表面灰棕色。内表面红棕色，划之显油痕。切面外层较粗糙，内层油润，两层间有一条黄棕色线纹。质硬而脆。气香浓烈。味甜、辣。

052

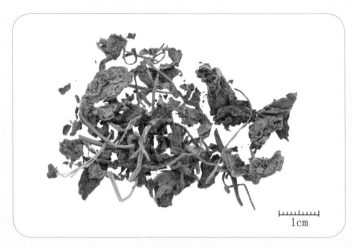

叶片两面紫色，或上表面绿色、下表面紫色，疏生灰白色毛，叶边缘圆锯齿。叶柄紫色或紫绿色。气清香。

053

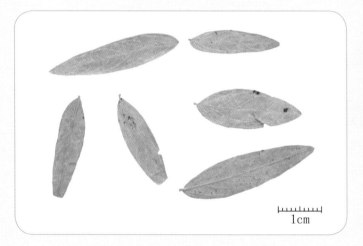

呈长卵形或卵状披针形。叶端急尖，全缘，叶脉稍隆起。气微而特异。

054

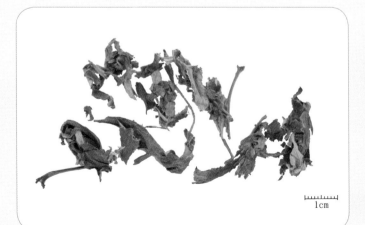

叶片羽状深裂，上表面灰绿色、有稀疏的柔毛，下表面密生灰白色绒毛。气清香。

专家批注：叶质软。

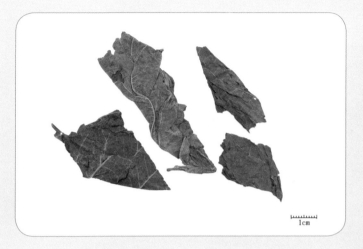

055

叶片上表面黄绿色或浅黄棕色；下表面色较浅，叶脉突出，小脉网状。质脆。

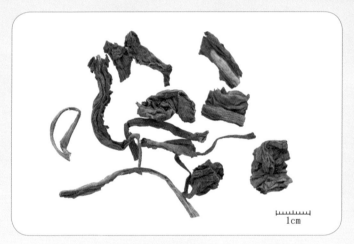

056

叶片表面暗灰绿色，基部狭窄下延至叶柄呈翼状；叶柄淡棕黄色。质脆。

专家批注：味微酸、苦、涩。

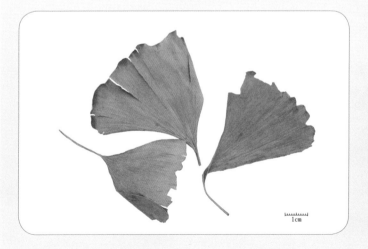

057

呈扇形。叶片表面黄绿色或浅棕黄色，光滑，叶基楔形，上缘呈不规则波状弯曲，具二叉状平行叶脉。有叶柄。

专家批注：叶脉细而密，易纵向撕裂。

058

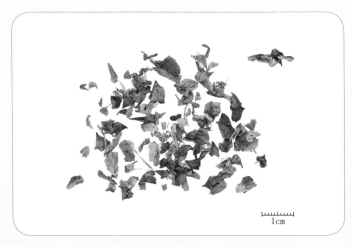

花萼钟状，黄绿色；花瓣黄色或黄白色，1片较大、近圆形，其余4片长圆形；花丝细长。

059

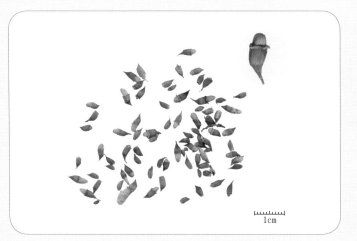

呈卵形或椭圆形。花萼下部有数条纵纹，未开放的花瓣黄白色，花梗细小。

060

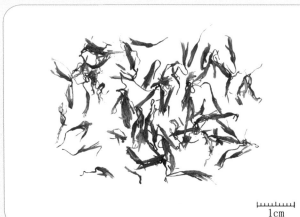

花管状，红黄色或红色；花冠筒细长。质柔软。气微香。

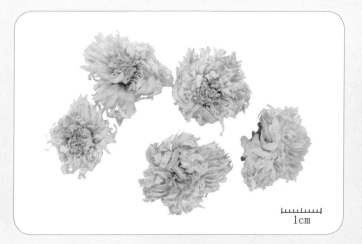

061

头状花序。总苞碟状，黄绿色或褐绿色。舌状花数层，位于外围，类白色；管状花位于中央，隐藏或外露，黄色。气清香。

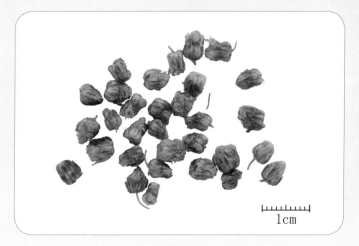

062

呈类球形，棕黄色。苞片数层。舌状花1轮，黄色至棕黄色，皱缩卷曲；管状花多数，深黄色。气芳香。

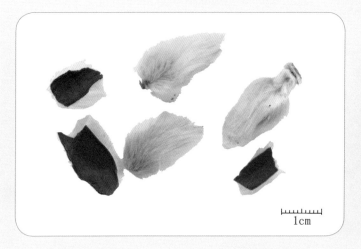

063

呈长卵形，似毛笔头。苞片外表面密被茸毛，内表面类棕色。花被棕色。雄蕊和雌蕊多数，螺旋状排列。气芳香。

专家批注：味辛凉而稍苦。

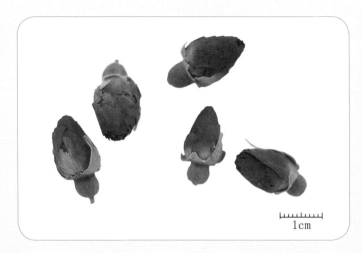

064

花托半球形、萼片5，披针形，黄绿色或棕绿色，被柔毛；花瓣覆瓦状排列，紫红色；雄蕊多数。气芳香，浓郁。

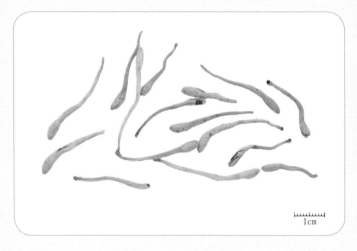

065

呈棒状，上粗下细，略弯曲。表面黄白色或绿白色，密被短柔毛。花萼绿色，先端5裂，裂片有毛。气清香。

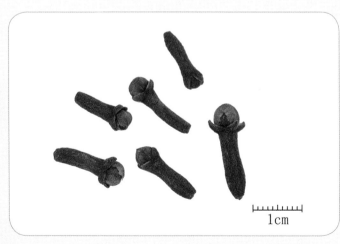

066

呈研棒状。花冠圆球形。萼筒圆柱状，红棕色或棕褐色，富油性，用指甲划之可见油质渗出，上部有4枚三角状的萼片。气香浓烈。

专家批注：水试鉴别质量。

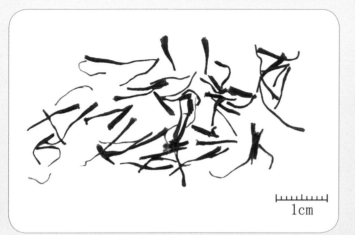

067

呈线形。暗红色,上部较宽而略扁平,顶端边缘显不整齐的齿状。气特异。

专家批注:三分枝,水试是鉴别要点。

1cm

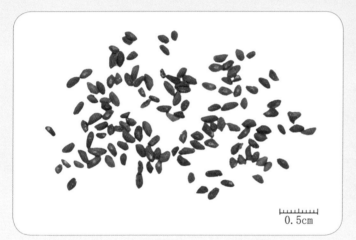

068

呈椭圆形、不规则长圆形或三角状长圆形。表面黄棕色至黑褐色,有细皱纹。质硬。

专家批注:一面有灰白色凹点状种脐,遇水黏滑。

0.5cm

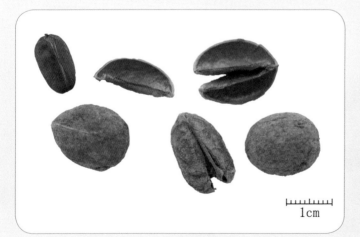

069

呈卵圆形。表面灰黄色,粗糙,有6条纵线,顶端平截,基部有果柄痕。

专家批注:一般具三棱,种仁黄白色,油质,味辛辣。有毒,去油制霜后使用。

1cm

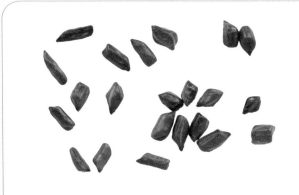

0.5cm

070

略呈菱形或短圆柱形。表面绿棕色或暗棕色，平滑，有光泽，背腹面各有1条突起的棱线。质坚硬。

专家批注：棱线两侧各有一条斜向对称而色较浅的线性凹纹。炒后焦香味浓。

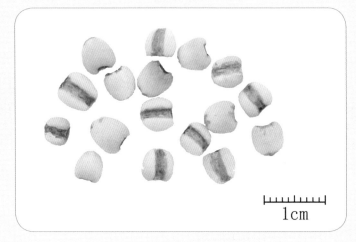

1cm

071

表面乳白色，光滑，有淡棕色点状种脐，背面圆凸，腹面有一条较宽而深的纵沟。质坚实。断面白色，粉性。

专家批注：一端钝圆，另一端较宽而微凹。

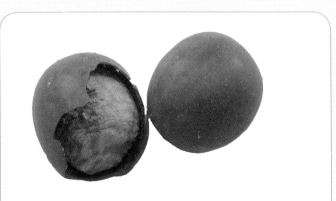

1cm

072

果皮外表面黄褐色，有深色斑块和黄色柔毛；薄，质脆。果瓤海绵样，浅棕色。种子扁圆形，棕黄色。味甜。

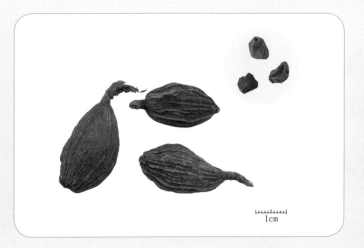

073

呈椭圆形。表面红棕色，具纵棱。气芳香。

专家批注：种子团分为3瓣，种子呈圆锥状多面体，顶端有突起的柱基，基部有果梗或果梗痕。

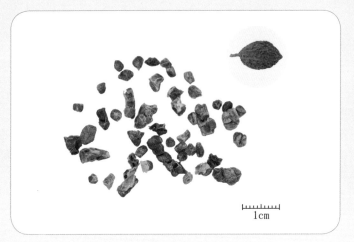

074

果皮外表面有刺状突起。种子呈不规则多面体，棕红色或暗褐色。气芳香。

专家批注：种子集结成团，具三钝棱，中央隔膜将种子团分成3瓣。

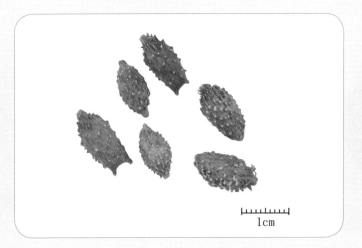

075

呈纺锤形或卵圆形。表面黄棕色或黄绿色，全体有钩刺，基部有果梗痕。质硬。

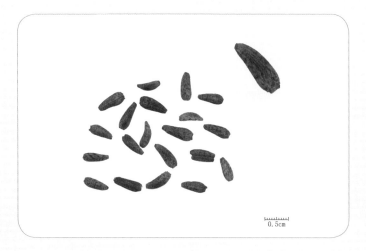

076

呈长倒卵形。表面灰褐色，带紫黑色斑点，有纵棱。顶端钝圆，稍宽，一端有点状花柱残迹。

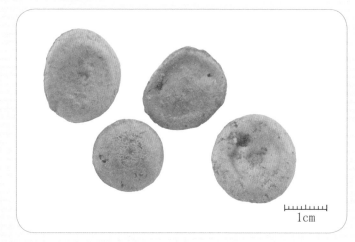

077

呈纽扣状圆板形，常一面隆起。表面密被灰棕或灰绿色绢状茸毛，自中间向四周呈辐射状排列，有丝样光泽。质坚硬。

专家批注：另一面稍凹下。

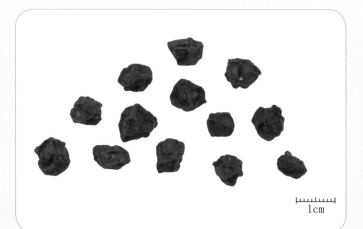

078

呈球形或扁球形。表面红色、紫红色或暗红色，皱缩，油润。果肉柔软。种子肾形，表面棕黄色，有光泽。

专家批注：果肉味酸，主流品种为其炮制品。

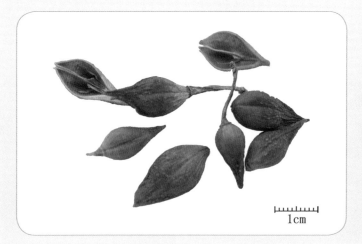

079

呈长卵形，顶端锐尖。外表面绿褐色、黄棕色或红棕色，有多数突起的小斑点，有两条纵沟。内表面平滑，具一纵隔。

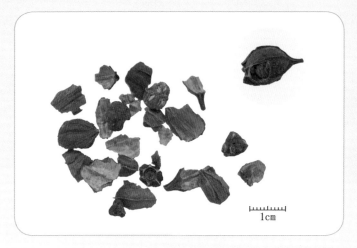

080

呈不规则碎块。果皮薄表面红黄色或棕红色，有的可见翅状纵棱。种子多数，扁卵圆形，深红色或红黄色。

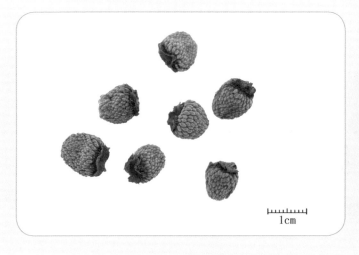

081

呈圆锥形或扁圆锥形。表面黄绿色或淡棕色，顶端钝圆，基部中心凹陷。宿萼棕褐色，下有果梗痕。

专家批注：为聚合果。

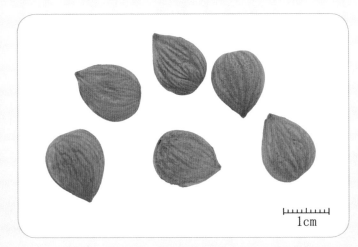

082

呈扁心形。表面黄棕色至深棕色，一端尖，另端钝圆、肥厚，左右不对称。表面具多数深棕色的脉纹。种皮薄。子叶2，乳白色，油性。

专家批注：边缘肥厚，加少量水共研会产生苯甲醛样香气。贮藏不当易酸败。

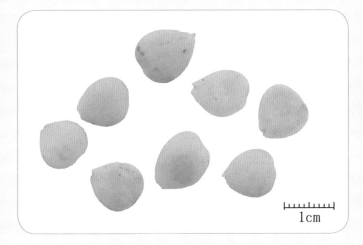

083

呈扁心形。表面乳白色或黄白色，一端尖，另端钝圆、肥厚，左右不对称，富油性。气香特异。

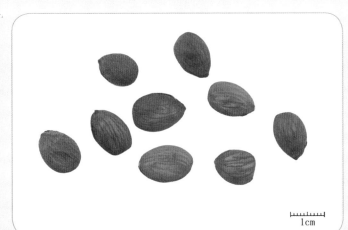

084

呈扁卵形或椭圆形，中部膨大，一端尖，另端钝圆而偏斜。表面黄棕色或红棕色，有纵脉纹。种皮薄；子叶2，黄白色。

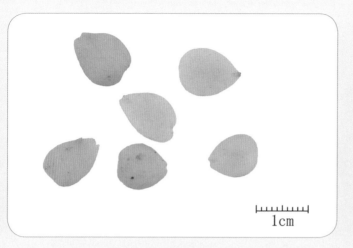

085

呈扁卵形或椭圆形，中部膨大，一端尖，另端钝圆而偏斜。表面淡黄白色。

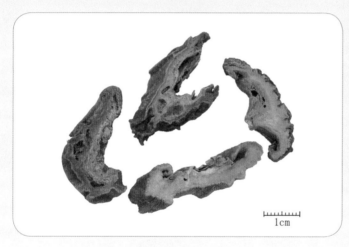

086

呈类月牙形条状。外表紫红色或棕红色，有不规则的深皱纹。果肉红棕色，中心部分凹陷。

专家批注：月牙片，气清香，味酸。

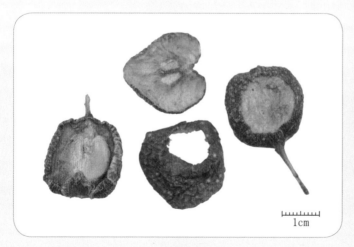

087

呈圆形片。表面红色，具皱纹，有灰白色小斑点。果肉深黄色至浅棕色。有的可见果梗。

专家批注：气微清香。

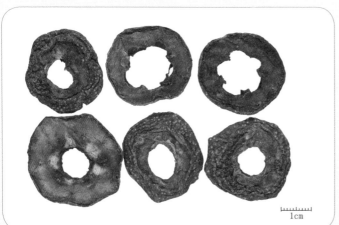

088

———

呈圆形片。表面棕褐色，具皱纹，有灰白色小斑点。果肉黄褐色。有的可见果梗。气清香。

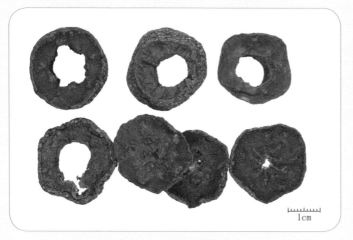

089

———

呈圆形片。表面焦褐色。果肉黄褐色。有焦香气。

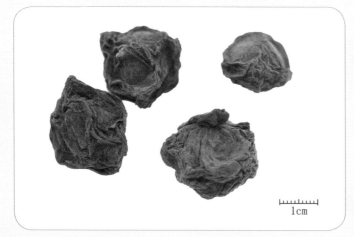

090

———

呈类球形或扁球形。表面乌黑色或棕黑色，皱缩不平，基部有圆形果梗痕。

专家批注：味极酸。

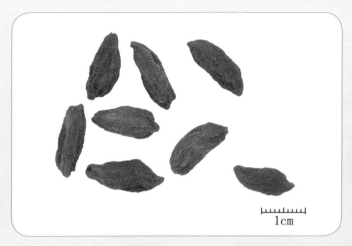

091

表面红色或暗红色，顶端
有突起的花柱痕，基部有
白色果梗痕。种子类肾
形，浅黄色或棕黄色。

1cm

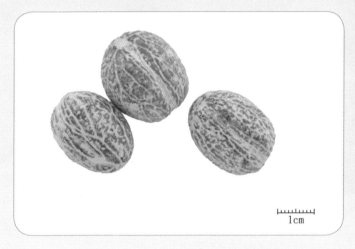

092

表面灰棕色或灰黄色，
有浅色纵行沟纹和不规
则网状沟纹。断面显棕
黄色相杂的大理石花纹。
质坚。气香浓烈。

专家批注：炮制后表面有
辅料残留。

1cm

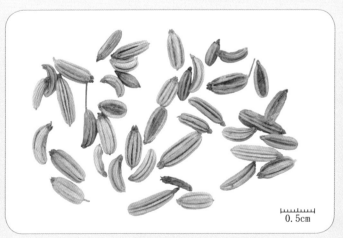

093

双悬果，分果呈长椭圆
形。表面黄绿色或淡黄
色。每一分果背面有纵
棱5条，接合面平坦而较
宽。气香特异。

0.5cm

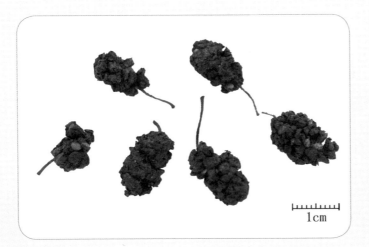

094

果穗呈长圆形。黄棕色、棕红色或暗紫色，有短果序梗。小瘦果卵圆形，稍扁，外具肉质花被片4枚。

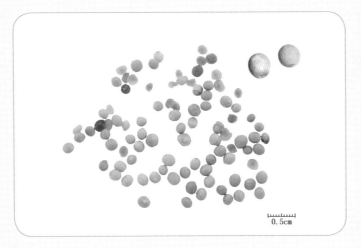

095

呈球形。表面灰白色至淡黄色，或黄色至棕黄色，具细网纹，有点状种脐。味辛辣。

专家批注：炒后有香辣气，用时捣碎。

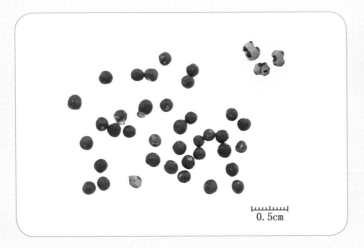

096

呈球形。表面黑色，略有光泽。质硬。

专家批注：有细密颗粒状突起，一侧有一凹陷的纵沟。需炒爆后使用。

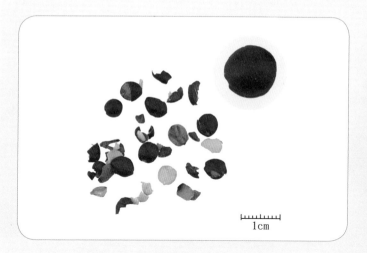

097

呈扁圆形或扁椭圆形。表面紫红色或紫褐色，平滑，有光泽。胚乳白色，子叶浅黄色。

专家批注：一面平坦，中间有一条隆起的纵纹；另一面稍凸起，一端凹陷，可见种脐。

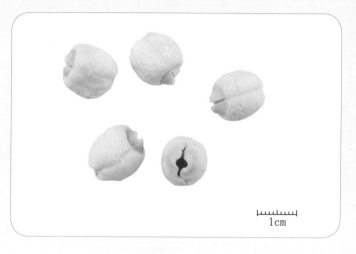

098

呈类球形或椭圆形。外表面白色或红棕色，内表面白色。多有裂口，其周边略下陷。质硬。

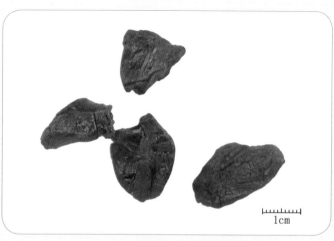

099

呈不规则的片状或囊状，棕黄色至棕褐色，半透明。外表面皱缩不平，内表面光亮而有细纵皱纹。

专家批注：味甜。

100

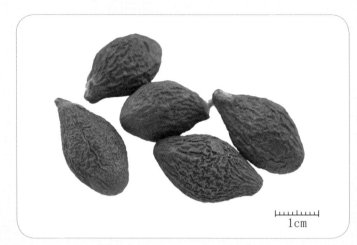

呈纺锤形或椭圆形。表面棕色或暗棕色，微有光泽，具不规则皱纹。

专家批注：种子入药，遇水膨胀呈海绵状。

101

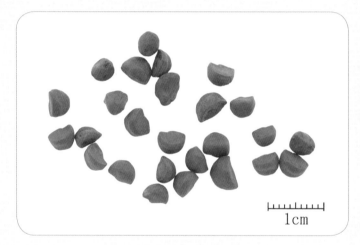

似橘瓣状。表面灰黑色或淡黄白色，背面有一条浅纵沟，腹面棱线的下端有点状种脐。质硬。

专家批注：水浸后可见龟裂纹。

102

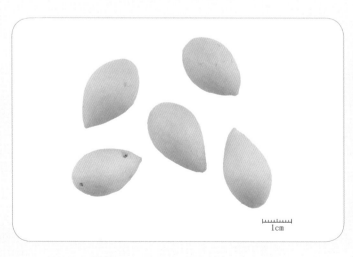

略呈椭圆形。表面黄白色或淡棕黄色，平滑。内种皮膜质、黄棕色，种仁淡棕色或金黄色。

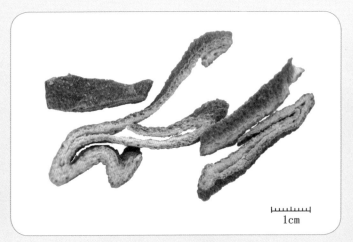

103

呈条状或丝状。外表面橙红色或红棕色，有凹下的点状油室。内表面浅黄白色，粗糙，可见黄白色维管束。气香。

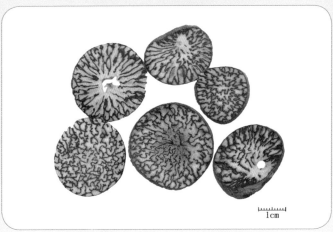

104

呈类圆形片。切面可见棕色种皮与白色胚乳相间的大理石样花纹。

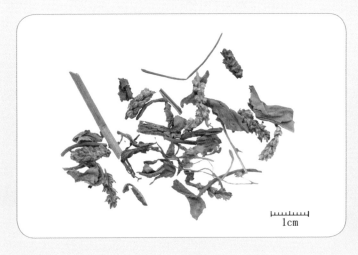

105

基生叶叶片表面灰绿色或污绿色，脉明显。穗状花序。

106

———

茎四棱形，棱角处具茸毛；断面白色，中空。揉搓后有特殊清凉香气。

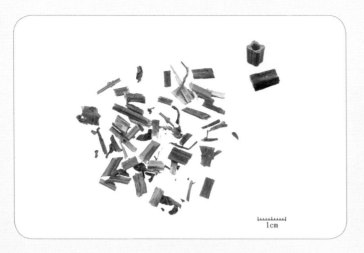

1cm

107

———

呈圆柱形，淡棕色至棕红色。苞片呈扇形，脉纹明显，外表面有白毛。苞片内可见二唇形宿萼，内有棕色小坚果。体轻。

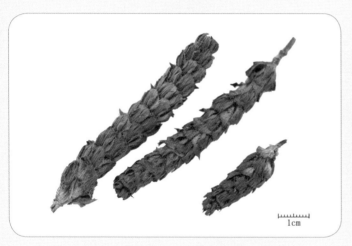

1cm

108

———

茎方形，四面凹下成纵沟，表面灰绿色或黄绿色，切面中部有白色髓。轮伞花序腋生，苞片刺状，花萼筒状。

专家批注：可见穗状花序。

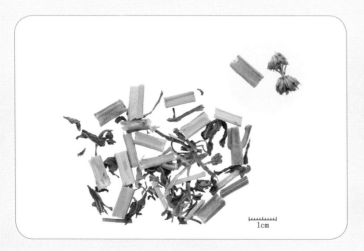

1cm

109

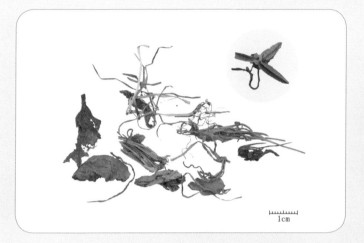

叶片灰绿色，先端钝，基部截形或稍心形，边缘具钝锯齿，两面有毛；叶柄细，上部具狭翅。蒴果椭圆形或3裂。

专家批注：蒴果三裂似船形。

110

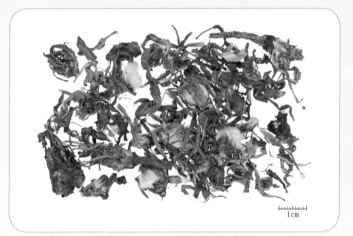

根表面棕褐色。叶片边缘浅裂或羽状分裂。头状花序，总苞片多层，花冠黄褐色或淡黄白色。有时可见具白色冠毛的瘦果。

111

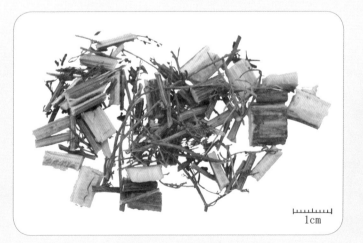

茎呈圆柱形，具总棱线，表面黄绿色或棕黄色，断面有髓。叶暗绿色或棕绿色，两面被短毛。气香特异。

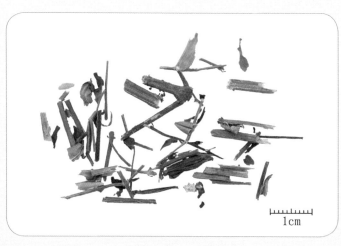

112

———

茎方柱形，节稍膨大，切面具类白色髓。叶上表面绿色，下表面灰绿色，两面光滑。味极苦。

专家批注：茎、叶呈墨绿色。

1cm

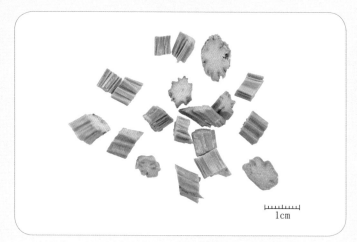

113

———

表面金黄色、绿黄色或棕黄色，有光泽，有纵棱。切面黄白色至黄褐色，有多数散在的筋脉点。

专家批注：口尝有黏滑感。

1cm

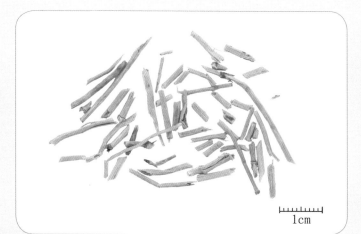

114

———

表面淡黄绿色至黄绿色，粗糙，有细纵棱，节上有细小鳞叶。切面中心显红黄色。

1cm

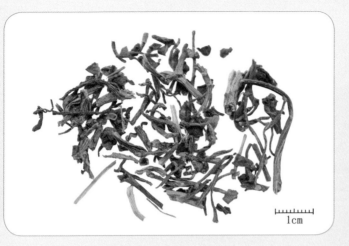

115

茎圆柱形，表面黄褐色，
有明显纵纹。叶全缘，
完整者展平后呈倒卵形。
蒴果圆锥形，内含多数
细小种子。

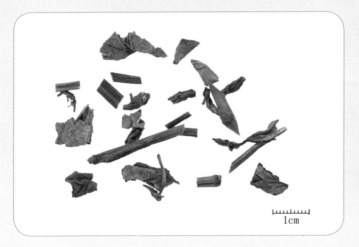

116

茎呈扁圆柱形，表面淡
红棕色至黄棕色、有纵
棱。叶片黄棕色至暗棕
色。穗状花序黄棕色。
搓碎具鱼腥气。

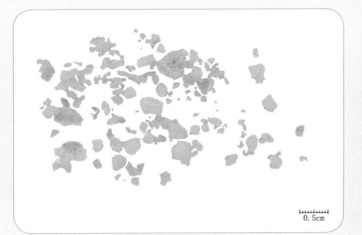

117

呈片状松脆结晶。无色
透明或白色半透明。气
清香。

专家批注：味辛凉。

118

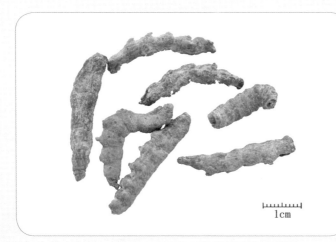

略呈圆柱形，多弯曲皱缩。表面灰黄色，被白色粉霜，足8对。质硬而脆。断面平坦，外层白色，中间有亮棕色或亮黑色的丝腺环。

专家批注：此药为病理产物入药。

119

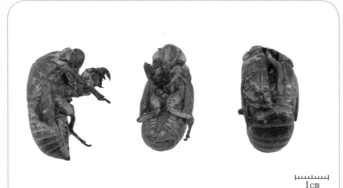

全体似蝉而中空。表面黄棕色，半透明，有光泽。头部复眼突出，背部十字形开裂。体轻，易碎。

120

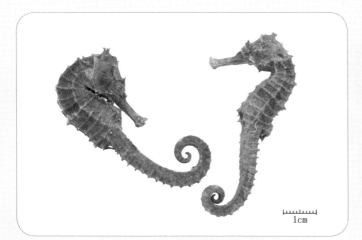

呈扁长形而弯曲。表面黄白色或黑褐色。头略似马头，具管状长吻，两眼深陷；躯干部有瓦楞形节纹；尾部渐细，卷曲。骨质，坚硬。

专家批注：表面灰褐色，"马头蛇尾瓦楞身"。

121

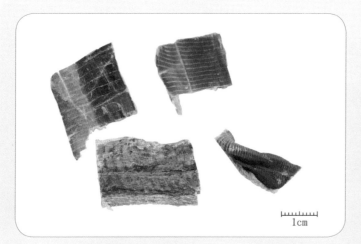

呈条状薄片，边缘略卷。全体具环节。背部棕褐色，腹部浅黄棕色。体轻。气腥。

122

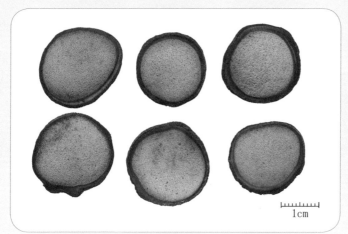

呈长椭圆形、长圆形或近圆形片。表面红棕色或棕色，有茸毛。体轻，质软，富弹性。切面中部密布细孔。

123

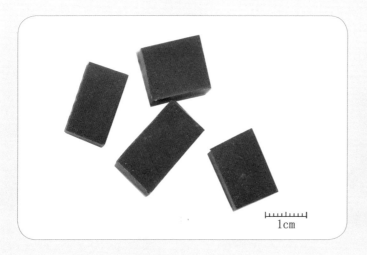

呈长方形或方形块。表面棕色至黑褐色，有光泽。质硬而脆。断面光亮，碎片对光照视呈棕色、半透明状。

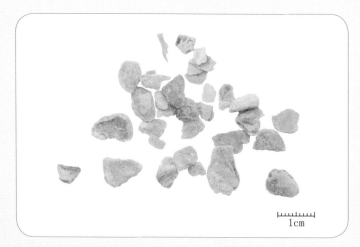

124

——

呈不规则片状，白色。
破碎面层状。质硬。

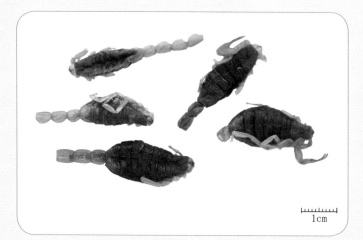

125

——

头胸部与前腹部呈扁平
长椭圆形，绿褐色，头
部有1对钳状脚须。后腹
部呈尾状，棕黄色，末
节有锐钩状毒刺。

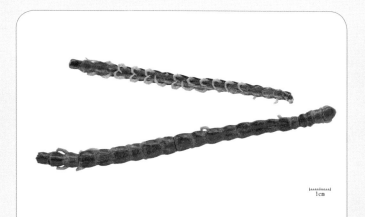

126

——

呈扁平长条形。头部及第
一背板暗红色或红褐色，
其余背板棕绿色，具光
泽。足弯钩形，黄色或红
褐色。有特殊臭气。

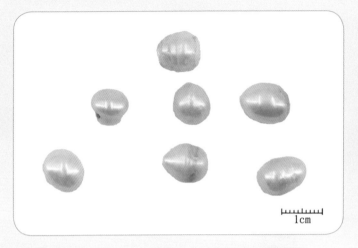

127

———

呈类球形、长圆形或卵圆形。表面类白色，半透明，光滑，具特有的彩色光泽。质坚硬。

专家批注：破碎面显层纹。

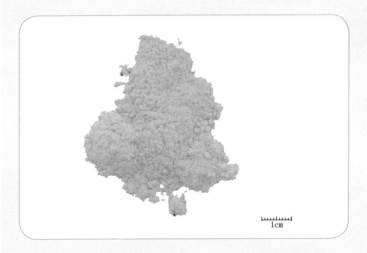

128

———

呈粉末状，白色或类白色。手摸有滑腻感，无砂性。

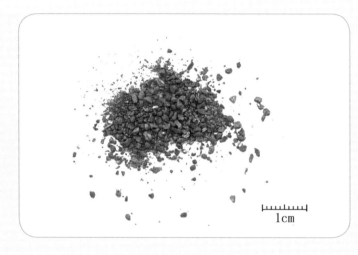

129

———

呈颗粒状、块片状或粉末状。鲜红色或暗红色，具光泽。体重，质脆。

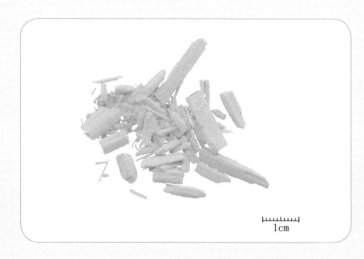

130

———

呈不规则条状。白色、灰白色或淡黄色，具绢丝样光泽，有的半透明。体重，质软。

四级品种

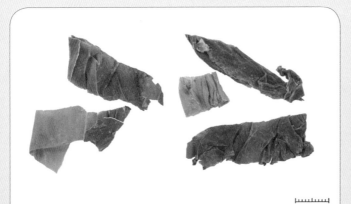

131

———

表面黑褐色、绿褐色或黑色。用水浸软则膨胀成扁平的长带状或叶状。气腥。

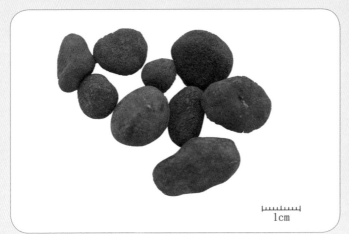

132

———

呈类球形或不规则团块。表面黑褐色或棕褐色，有不规则网纹。质坚实。

专家批注：菌核入药。

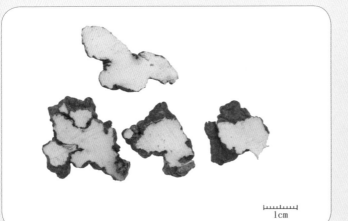

133

———

表面黑色或棕黑色，皱缩。切面类白色或黄白色。体轻，质硬。

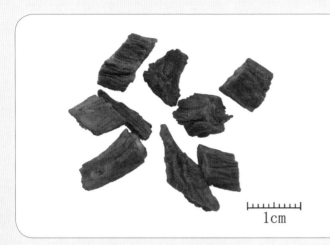

134

表面棕黄色或褐棕色，略带焦斑，稍有黏性。

专家批注：横切面可见皱缩中柱。

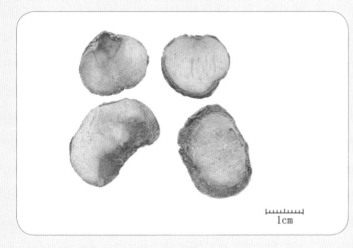

135

呈椭圆形或类圆形片。表面淡黄色。断面平坦，粉白色，富粉性。质脆。

专家批注：味微苦。

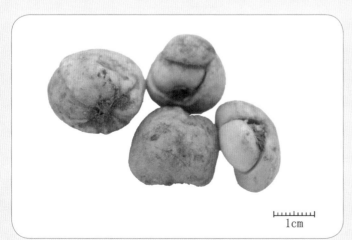

136

呈扁圆球形。外表面类白色至淡棕色，内表面淡黄色至类白色，基部凹陷呈窝状。断面类白色，富粉性。质脆。

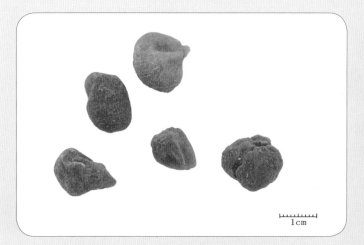

137

呈不规则块状。表面淡红棕色或暗棕色，凹凸不平。质坚硬。

专家批注：断面角质样。

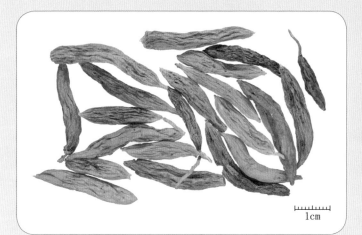

138

呈纺锤形，两端略尖。表面淡黄色至棕黄色，具不规则纵皱纹。断面淡黄色至棕黄色，角质样，中柱细小。

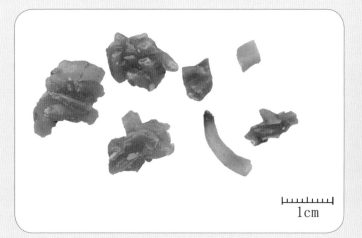

139

表面黄白色至淡黄棕色，半透明，光滑或具纵皱纹。质硬或柔润，有黏性。断面角质样，中柱黄白色。

专家批注：无外皮、蒸制后黏在一起呈块状。

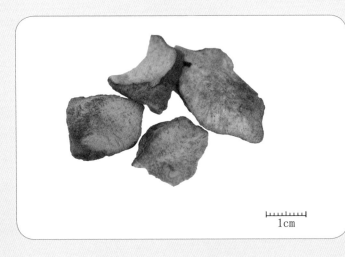

140

呈不规则片状。切面黄白色或红棕色，粉性，可见点状维管束。

专家批注：以水润湿后有黏滑感。

1cm

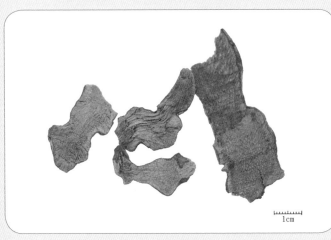

141

表面黄棕色或紫棕色。质硬，折断时有粉尘飞扬。切面棕黄色或红棕色，纤维性，有点状维管束。

1cm

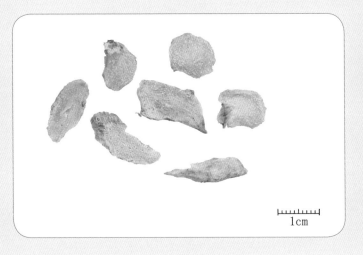

142

表面黄棕色或棕色，可见黄棕色叶基和点状根痕。切面黄白色至黄色。

1cm

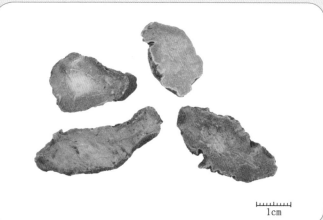

143

———

表面黄棕色或灰棕色。
切面白色至浅棕色，粉
性。质坚实。

专家批注：外表面可见
环纹。

1cm

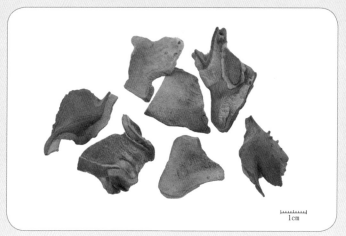

144

———

表面深棕色，偶有金黄色
绒毛。切面浅棕色或黑棕
色，近边缘处有1条隆起
的棕黄色环纹或条纹。

1cm

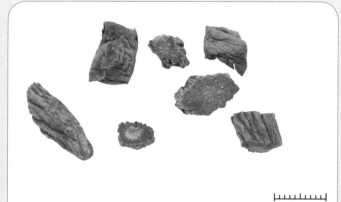

145

———

表面灰褐色至黄褐色，
有纵皱纹。切面皮部墨
绿色或棕褐色，木部灰
黄色或黄褐色，导管束
呈放射状排列。

1cm

146

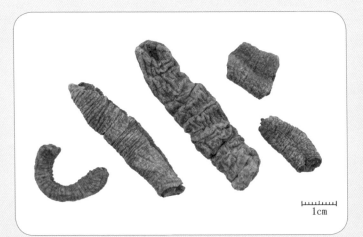

呈扁圆柱形的段。表面灰黄色或暗灰色，具纵纹和横裂纹。切面皮部厚，紫色或淡紫色。

专家批注：皮部易与木部剥离。

147

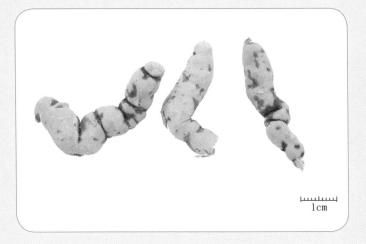

表面类白色或黄白色，凹陷处有棕色外皮残留。质脆。断面粉性，白色。

专家批注：味微甘而辣。

148

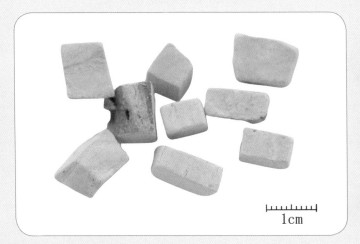

呈方块状或片状，黄白色或淡黄色。质硬而重，富粉性。

专家批注：横切面可见有纤维形成的浅棕色同心性环纹，纵切面可见有纤维形成的数条纵纹。

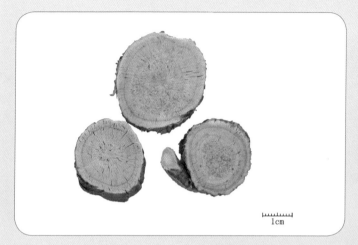

149

外皮棕黄色，常破裂反卷或脱落，脱落处光滑。切面黄白色，纤维性，具放射状纹理和裂隙，有的可见同心性环纹。味极苦。

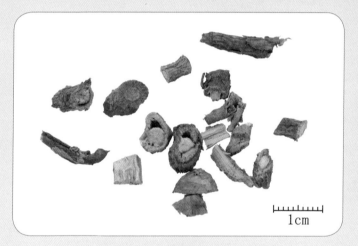

150

呈类圆形片。表面棕色至棕褐色。切面皮部浅棕色，木部淡黄色。有豆腥气，味极苦。

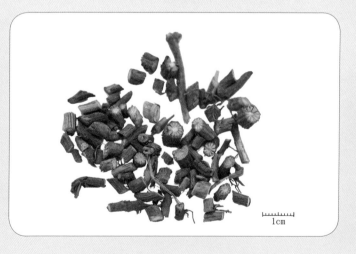

151

呈类圆形片。表面淡黄色至棕褐色。切面木部淡黄色，呈放射状排列，中心有白色髓。

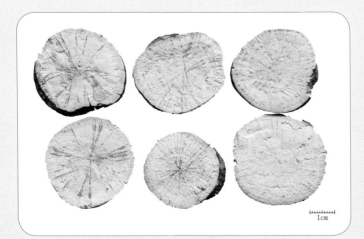

152

表面淡灰黄色。切面灰白色，富粉性，有排列较稀疏的放射状纹理。质坚实。

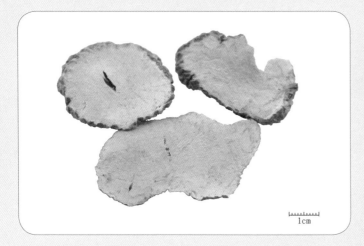

153

表面棕黄色至暗褐色，皱缩。切面淡黄白色，有的具裂隙。

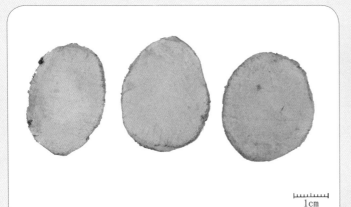

154

呈类圆形片。表面灰棕色。切面灰白色或黄白色，有刀削痕，须根痕小点状，略呈横向环状排列。

专家批注：无外皮，切面细腻。

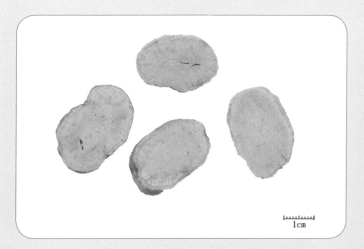

155

——

表面黄白色或淡棕黄色。横切片切面白色或淡黄色，富粉性，可见黄色筋脉点；纵切片切面可见黄色纵条纹状木质部。

专家批注：味微苦。

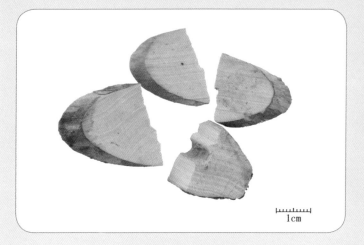

156

——

表面淡黄色。质硬，折断时有粉尘飞扬。切面黄白色，有放射状纹理。

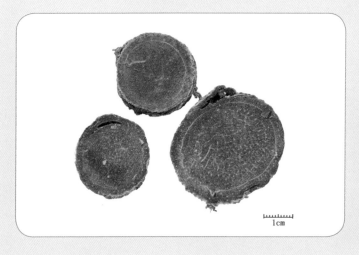

157

——

表面灰黄色或灰棕色，有时可见环节或须根痕。切面黄绿色、黄棕色或棕褐色，有内皮层环纹，筋脉点散在。

专家批注：根茎入药。

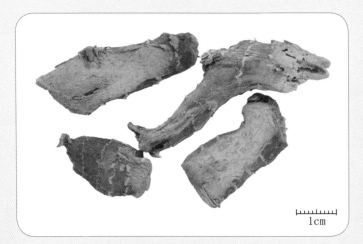

158

———

表面棕红色至暗棕色，可见环节。切面灰棕色至红棕色，多数筋脉点散在。气香。

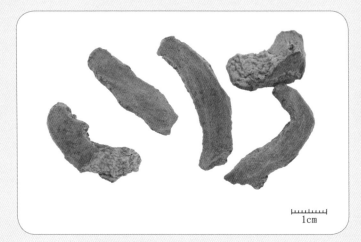

159

———

表面深黄色。切面棕黄色至金黄色，内皮层环纹明显，维管束点状散在。气香特异。

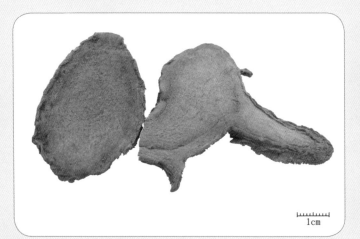

160

———

表面灰黄色，粗糙皱缩。质坚实而脆。切面黄白色至棕黄色，有一圈环纹及多数筋脉小点。气香特异。

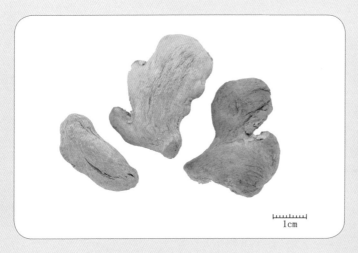

161

呈膨胀的不规则块状。
表面棕黑色或棕褐色。
断面棕黄色，细颗粒性，
维管束散在。质轻泡。
气香特异。

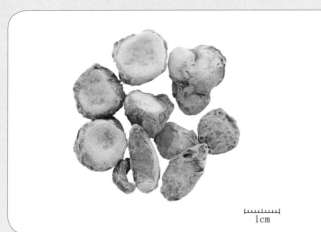

162

表面浅褐色或黄褐色，
皱缩。切面类白色，粉
性，常鼓凸。质脆。气
香特异。

专家批注：边缘内卷。

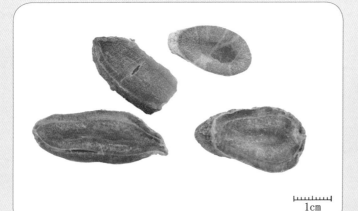

163

呈长条形片。表面灰黄
色、灰褐色或灰棕色，
具不规则皱纹。切面灰
棕色、橙黄色至棕红色，
角质样，内皮层环明显。

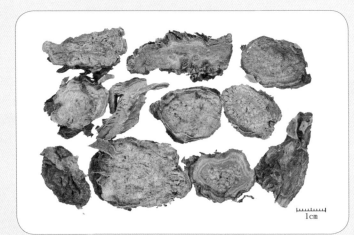

164

根茎表面棕色或褐色，粗糙有褶皱；切面有粉红色花纹。根表面疏松，断面橙红色或紫红色，有时具裂隙。气芳香。

专家批注：有玫瑰样香气。

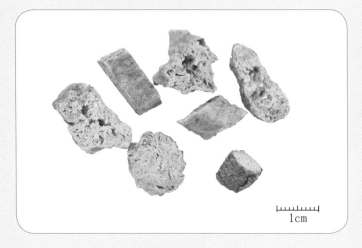

165

表面黄白色或淡棕黄色。体轻，质地松泡。切面黄白色，有不规则裂隙。

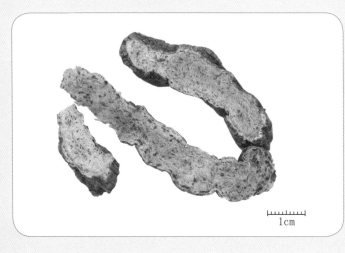

166

表面灰棕色，有皱纹。切面黄白色或灰白色，散有多数橙黄色或棕红色油点。质坚实。气香特异。

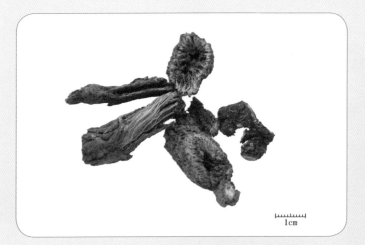

167

表面暗棕色至黑褐色，粗糙，有网状裂纹。切面黄白色至灰黄色，有放射状裂隙。气特异。

专家批注：有时可见白毛。

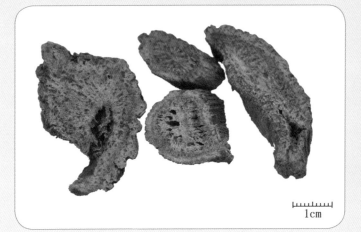

168

表面黄棕色至灰褐色，有纵皱纹。切面棕黄色至棕褐色，中部有菊花心状放射纹理，形成层环棕色，褐色油点散在。气香特异。

专家批注：气浊。

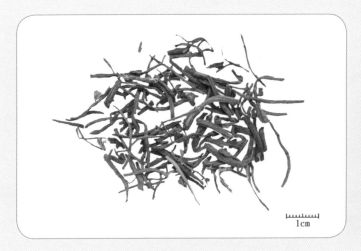

169

根茎呈不规则块状。根表面紫红色或灰红色，有纵皱纹；切面淡棕色，中心具棕黄色木心。

170

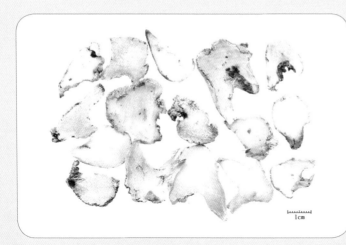

表面灰白色或黄白色。切面类白色，角质样，半透明，小点状维管束散生。质坚硬。

171

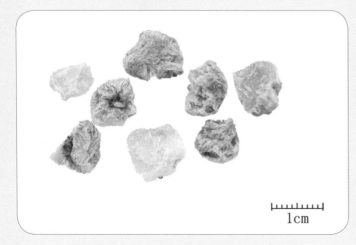

呈扁球形、圆锥形或不规则团块。表面黄棕色或棕褐色，有皱纹，中部有环节，节上有丝状纤维。切面灰白色或浅黄色。质坚硬。

172

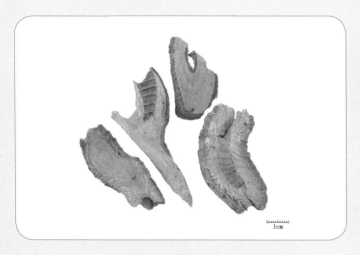

表面棕褐色。切面木部棕黄色，射线放射状，有的髓中有隔或呈空洞状。质硬。

专家批注：根茎髓中有隔或呈空洞状。

173

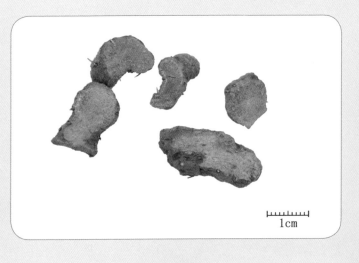

表面紫褐色或紫黑色。切面棕红色或浅棕红色，近边缘有一圈黄白色小点。

174

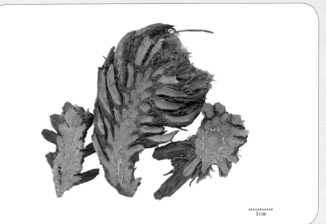

表面黄棕色至黑褐色，多被有叶柄残基；切面淡棕色至红棕色，黄白色点状维管束环状排列。气特异。

175

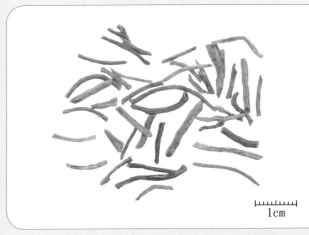

表面淡黄色至深棕色，具纵皱纹，有的具横纹。切面皮部黄白色至棕黄色。味极苦。

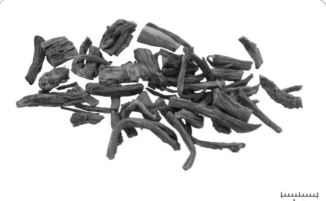

176

表面黄棕色、灰黄色或
棕褐色，有扭曲纵纹。
切面皮部黄色或棕黄色，
木部黄色。气特异。

1cm

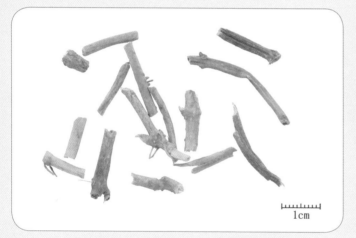

177

根茎表面黄白色、黄棕色
或灰绿色，节明显，节处
簇生细根；切面中空。

1cm

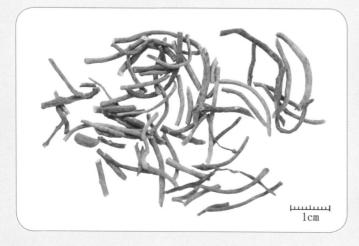

178

根茎结节上簇生多数细
长的根。根表面棕黄
色；切面皮部黄白色，
木部黄色。

1cm

179

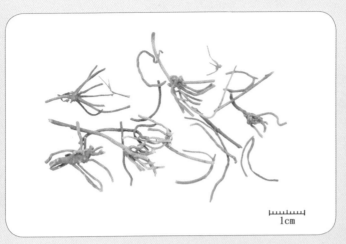

根茎着生多数根。根表面淡黄白色至淡棕黄色，或棕色，有细纵纹；切面粉性，皮部类白色或黄白色，形成层环淡棕色。气香。

专家批注：有丹皮酚样香气。

180

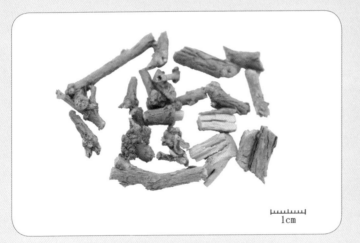

表面红棕色或灰棕色，有纵皱纹及支根痕。切面皮部黄白色，木部淡黄色或黄色，具放射状纹理。

专家批注：中心有髓。

181

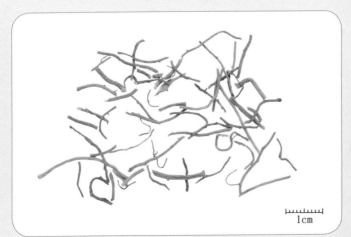

根茎表面灰棕色。根细，表面灰黄色，切面黄白色或白色。气辛香。

专家批注：根细叶辛。

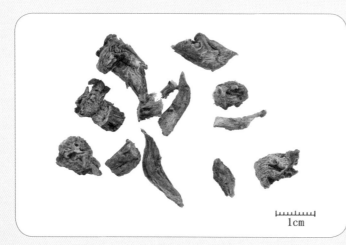

182

表面黄棕色或棕褐色，具不规则纵皱纹，有时可见白色绒毛。切面皮部黄白色或淡黄棕色，木部淡黄色。

1cm

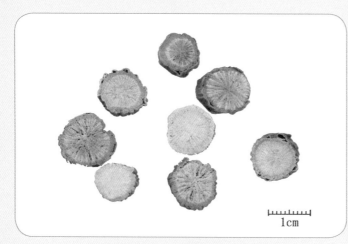

183

表面棕褐色。切面粉白色或粉红色，木部放射状纹理明显，有的具裂隙。质硬而脆。

专家批注：味酸涩，"槽皮粉碴"。

1cm

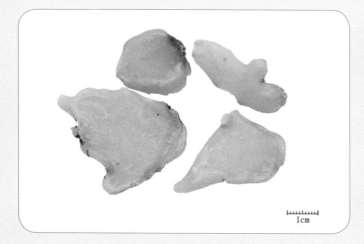

184

纵切片上宽下窄。切面黄白色，角质样，具光泽，半透明。质硬而脆。

专家批注：无外皮。

1cm

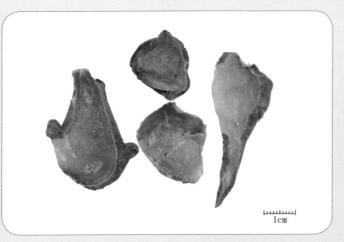

185

纵切片上宽下窄。表面黑褐色。切面暗黄色，角质样，具光泽，半透明，有纵向导管束。质硬而脆。

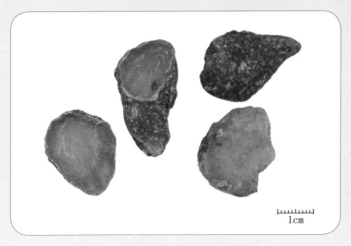

186

表面灰黑色，被盐霜。切面灰褐色，可见导管束。

专家批注：切面有多角形形成层环纹。

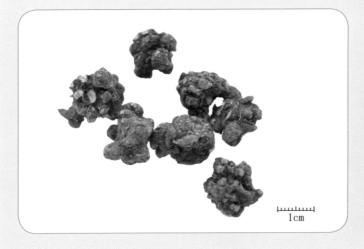

187

似猫爪状，由块根簇生而成。表面黄褐色或灰黄色，有点状须根痕和残留须根。断面类白色或黄白色，粉性。质坚实。

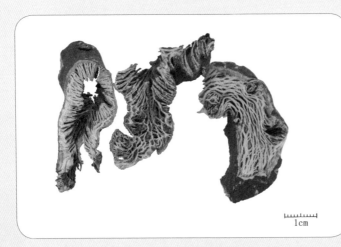

188

表面黑褐色或棕褐色。切面黄绿色或淡黄白色,有放射形网状沟纹。体轻,质坚硬。

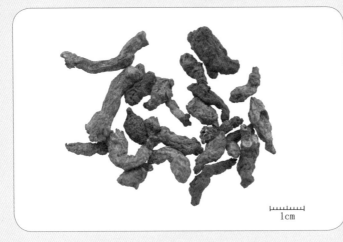

189

表面暗褐色至灰黑色,具不规则的皱纹及须根痕。质较软,易折断。断面皮部类白色,木部黄白色或黄棕色。

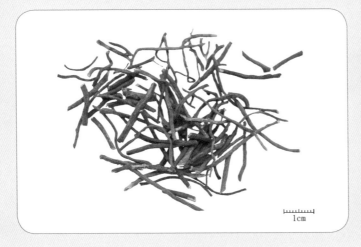

190

表面黑褐色、棕褐色或棕黑色,有细纵纹。切面木部淡黄色,皮部与木部间常有裂隙。

专家批注:质硬脆,易折断。

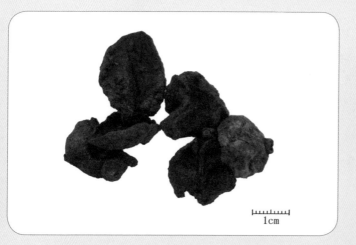

191

表面黑褐色或黄褐色。
切面有灰棕色、多角形
形成层环纹。

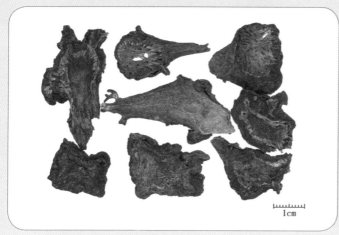

192

表面黑褐色，皱缩。切
面有灰白色、多角形形
成层环，并有空隙。

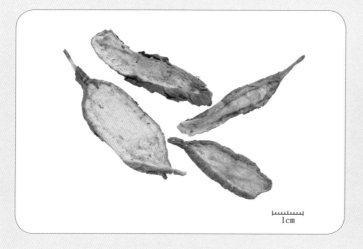

193

呈卵圆形片。表面红褐
色，易脱落。质硬而脆，
折断有粉尘飞出。切面
类白色或浅红棕色，可
见放射状纹理，周边微
翘起或略弯曲翻卷。

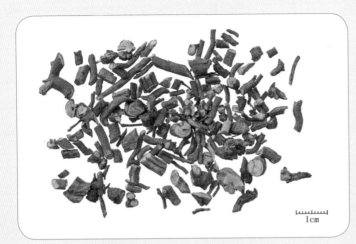

194

表面红棕色或暗棕色，具细纵纹。切面皮部紫红色；木部浅黄红色，导管孔多数。

专家批注：味微苦，久嚼麻舌。

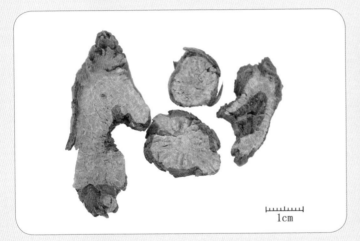

195

表面灰褐色至深褐色。切面粉红色、淡黄色或黄棕色，木部略呈放射状排列。

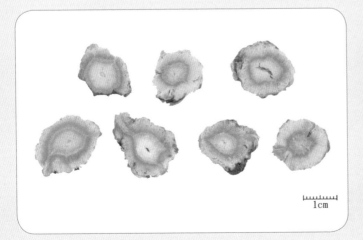

196

表面淡黄白色，有细纵皱纹。切面皮部浅黄白色，木部黄色。质脆，角质样。气特异。

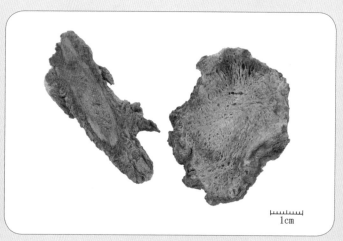

197

表面灰褐色或棕褐色。切面皮部灰白色至灰褐色，有多数棕色油点；木部灰黄色至黄棕色，形成层环棕色。气香特异。

专家批注：味苦辛，麻舌。

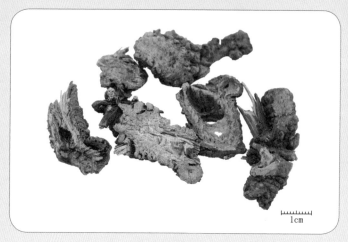

198

表面棕褐色或暗棕色。体轻。断面黄色或黄白色，纤维性。气浓香。

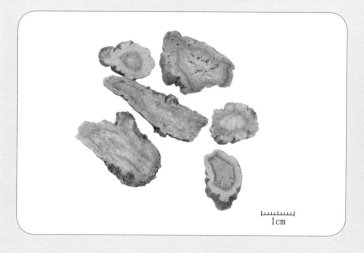

199

表面黑褐色或灰黄色。切面黄白色至淡黄色，皮部散有多数棕黄色油点，可见棕色环纹及放射状纹理。气芳香。

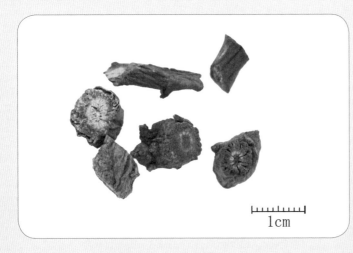

200

表面棕褐色至黑褐色。体轻，质脆。切面皮部黄棕色至暗棕色，有棕色油点；木部黄白色，射线明显。气香。

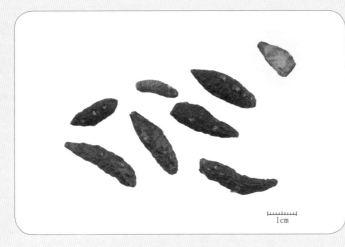

201

表面棕褐色或黑褐色，有时可见环节。切面黄白色。气香。

专家批注：多呈纺锤形，蒸煮者断面黄棕色或红棕色，角质样；生晒者断面色白而显粉性，内皮层环纹明显。

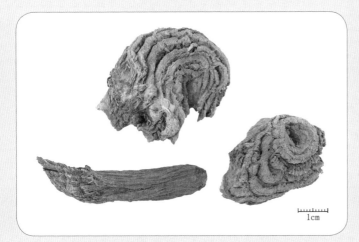

202

表面灰黄色或灰棕色。切面浅黄棕色或黄白色，横切片木部隆起成数个突起的同心性环轮，纵切片木部呈平行条状突起。

专家批注：横切面环轮更明显，尝之麻舌。

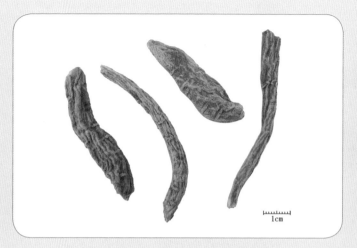

203

表面黄白色，有纵皱纹
和褐色横纹。切面粉性，
皮部白色，木部黄色、
有放射状纹理。质硬。

专家批注：有刺喉感。

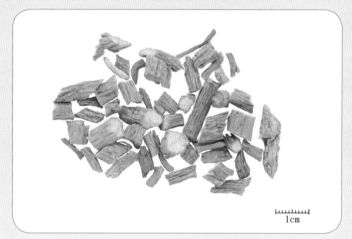

204

表面浅棕黄色至浅棕色，
有须根痕和扭曲的纵皱
纹。切面较疏松，有裂
隙，木部有黄白相间的
放射状纹理。质硬而脆。

专家批注：有的根头部可
见"珍珠盘"，表面可见
"砂眼"。

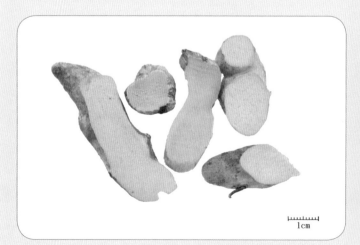

205

表面黄白色或棕黄色。
质坚硬。切面白色或黄
白色，淡棕色维管束小
点散在。

206

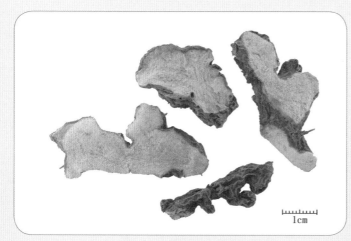

表面棕黑色或灰棕色。切面黄白色或淡灰棕色，点状维管束散在。质松，略有弹性。

207

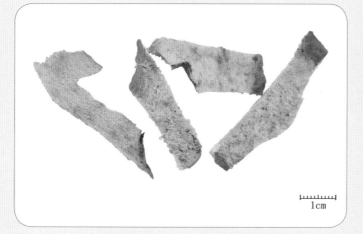

表面黄棕色，周边多卷曲。切面浅黄白色，粗糙，黄棕色点状维管束散在。质疏松，略呈海绵状。

专家批注：此药材有弹性。

208

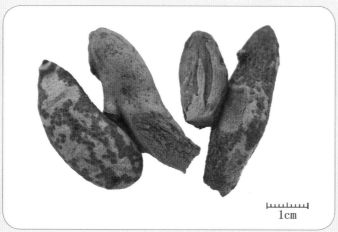

表面深棕色至棕褐色。体膨大鼓起，质轻、酥松。切面红棕色，可见维管束。

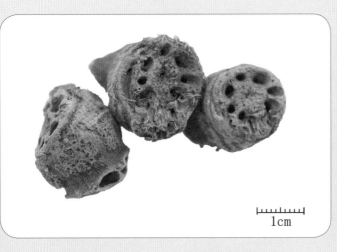

209

表面灰黄色至灰棕色。
切面有多数类圆形的孔。
质硬。

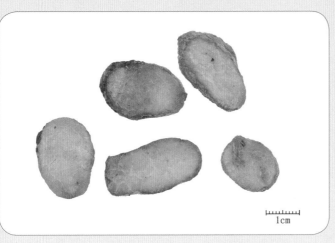

210

呈类圆形或椭圆形片。
表面淡棕色。切面黄色，
角质样。

专家批注：味淡，麻辣
刺舌。

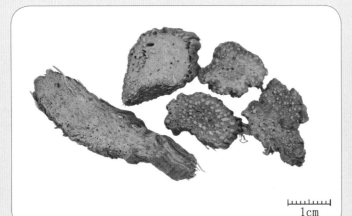

211

表面红棕色或黄棕色，
有纵纹。切面红褐色，
有众多点状或针刺状黄
色纤维束散在。质脆。
气香。

专家批注：鉴别术语"一
包针"。

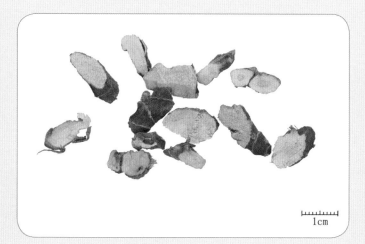

212

表面棕褐色或灰棕色，有的可见环节。切面类白色或微红色，有环纹及筋脉点。气芳香。

专家批注：表面有须根或圆点状根痕；叶痕呈三角形，左右交互排列。

1cm

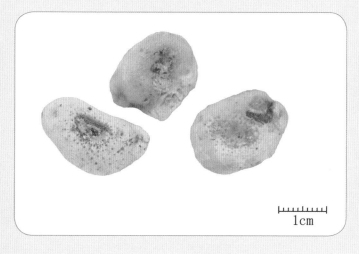

213

表面类白色或淡棕色，较光滑，周围有麻点状根痕。质坚硬。

专家批注：边缘有侧芽。顶端有凹陷的茎痕，周围有麻点状根痕。

1cm

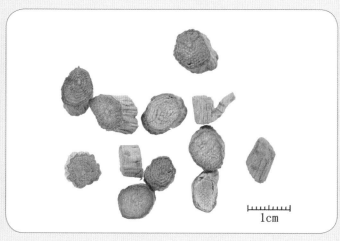

214

表面黄棕色或灰褐色，有纵纹。断面浅黄色或棕黄色，点状维管束排列成数轮同心环。质韧。

专家批注：味甜。

1cm

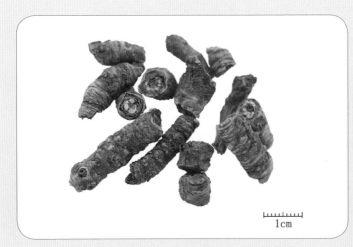

215

表面灰棕色至暗棕色，粗糙，有较密的环状节。质硬而脆。切面灰黑色或棕黑色，木部有数个类白色点状维管束排列成环。

专家批注：味极苦。

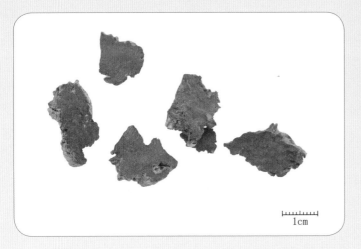

216

表面灰黄色或灰褐色。切面黑色，微有光泽。具焦糖气。

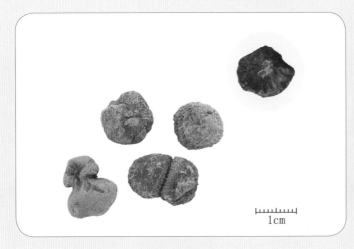

217

表面黄色或黄褐色，有不规则细皱纹。切面黄色，角质样，具蜡样光泽。

专家批注：顶端有略凹陷的茎痕，底部常有疙瘩状凸起。味苦。

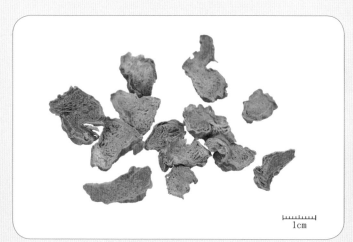

218

表面黄褐色、棕褐色或黑褐色，皱缩，可见残留的须根或须根痕。切面淡黄色或鲜黄色，具散在筋脉小点或筋脉纹。

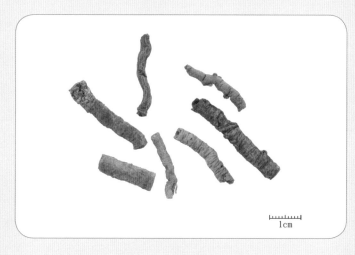

219

表面灰黄色至灰棕色，有较密并深陷的横皱纹。切面皮部棕黄色，中空。

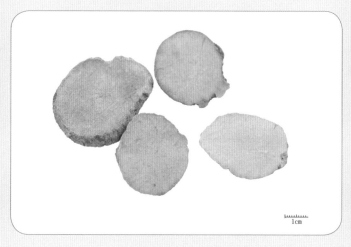

220

表面淡黄色至淡黄棕色，可见细小突起的须根痕。切面黄白色至淡黄色，粉性，有多数细孔。

专家批注：表面可见岗纹。

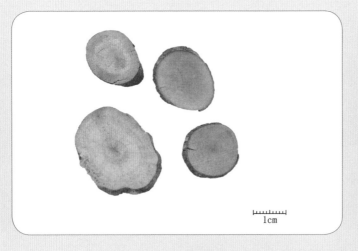

221

呈类圆形片。表面黄棕
色或黄褐色。切面黄白
色或淡黄棕色，射线放
射状，可见年轮环纹。
气香。

专家批注：中心颜色较深。

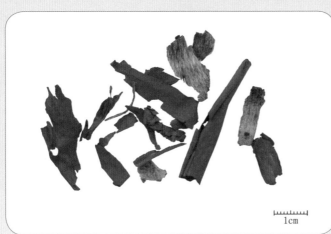

222

呈不规则的圆柱形切片
或条形片状。紫红色或
紫褐色。气特异。

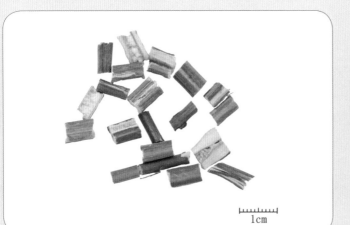

223

表面紫棕色或暗紫色。
切面木部黄白色，有细
密的放射状纹理；髓部
白色，疏松。

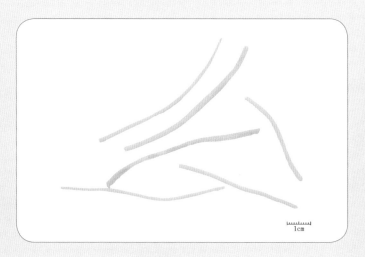

224

呈细圆柱形。表面白色或淡黄白色，有细纵纹。质轻柔软，有弹性，易拉断。断面不平坦，白色。

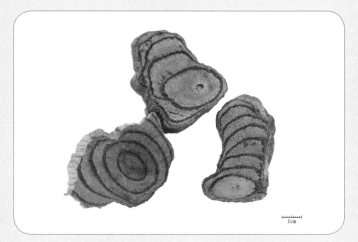

225

切面木部红棕色，导管孔多数；皮部有红棕色至黑棕色分泌物，与木部相间排列呈数个同心性椭圆形环或偏心性半圆形环。

专家批注：髓部偏向一侧。

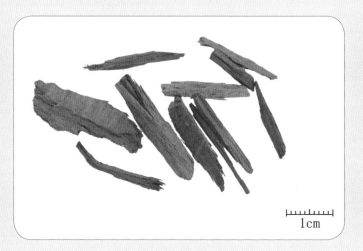

226

表面紫红色或红褐色。质硬，有油性。切面有致密纹理。

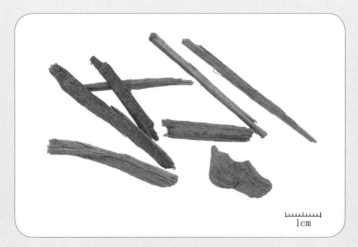

227

表面黄红色至棕红色，具刀削痕。质坚硬。

专家批注：常见纵向裂缝。

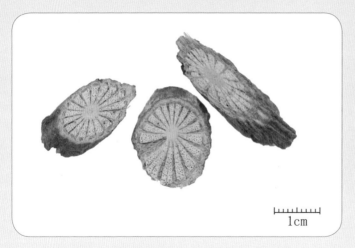

228

表面绿褐色至棕褐色。切面灰黄色至淡灰黄色，木部有放射状纹理、具多数小孔，髓部淡黄白色至棕黄色。

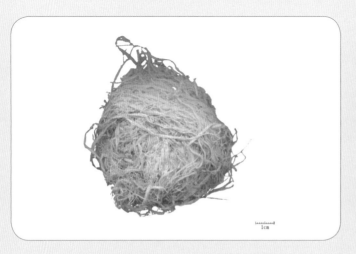

229

呈卷曲的丝条状。黄白色、浅绿色或黄绿色。体轻，质韧，纤维性。

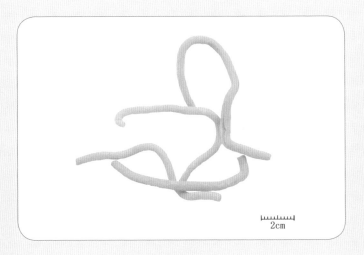

230

呈圆柱形。表面白色或淡黄色。体轻，质松软。断面平坦，无空心，显银白色光泽。

专家批注：捏之能变形，有弹性，易断。

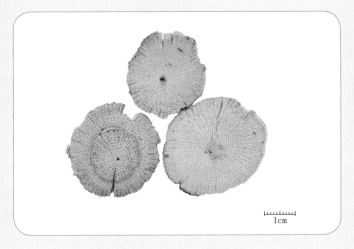

231

切面边缘不整齐；木部浅黄色，密布导管孔，有黄白色放射状纹理；髓部较小，类白色或黄棕色。

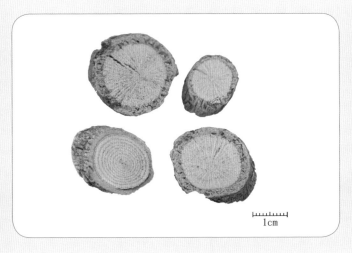

232

表面灰棕色或灰褐色。切面导管孔细密，射线呈放射状排列，髓小或中空。

专家批注：皮部较厚，黄棕色，可见淡黄色颗粒状小点。

233

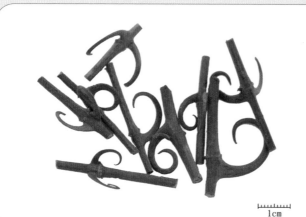

呈类椭圆形片。表面灰棕色。切面皮部红棕色，有数处向内嵌入木部；木部黄白色，有多数导管孔，射线呈放射状排列。

234

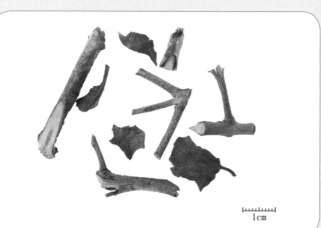

茎枝表面红棕色或棕褐色，有纵纹；切面黄棕色，纤维性。茎枝上对生两个弯曲的钩，或仅一侧有钩。钩先端细尖，基部较阔。

235

茎枝表面红褐色或灰褐色，有多数细小的棕色皮孔；切面皮部红棕色，木部色较浅。叶片呈卵形或椭圆形，黄褐色，全缘，革质。

236

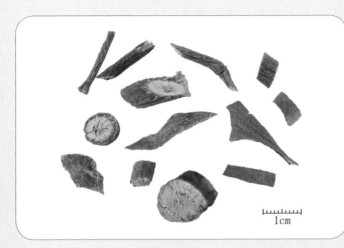

茎枝表面黄绿色、黄棕色或棕褐色；切面皮部黄色，木部浅黄色、有放射状纹理，髓部常偏向一侧。叶片黄绿色或黄棕色。

1cm

237

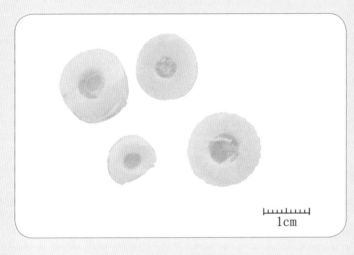

表面白色或淡黄色，有浅纵沟纹。体轻，质松软，稍有弹性。切面显银白色光泽，中部有半透明薄膜或空心。

1cm

238

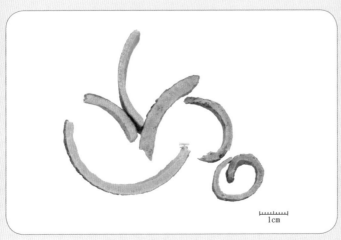

外表面灰棕色至灰褐色，密生棕红色皮孔。内表面淡黄棕色或黄白色，平滑。断面呈纤维性片状，淡黄棕色或黄白色。质硬而脆。

专家批注：皮孔颜色、形状是鉴别特征。

1cm

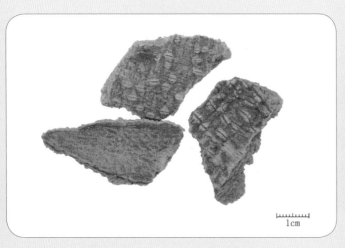

239

外表面灰黄色或黄褐色，粗糙，有纵向皮孔样突起。内表面淡黄色，较平坦，密布梭形小孔或小点。断面外层颗粒性，内层纤维性。

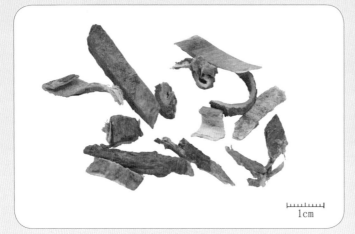

240

外表面灰棕色或灰褐色，有点状灰棕色皮孔。内表面类白色或淡黄色。切面纤维性，略呈层片状，易剥离。

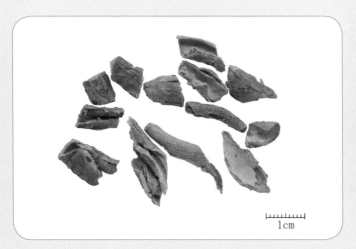

241

外表面灰棕色或黄棕色，栓皮常呈鳞片状。内表面淡黄色或淡黄棕色，较平滑。切面黄白色。气香特异。

242

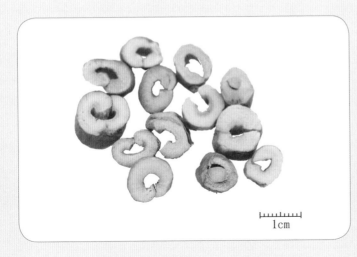

外表面灰褐色、黄褐色或红棕色，内表面淡灰黄色。切面淡粉红色，粉性。气芳香。

243

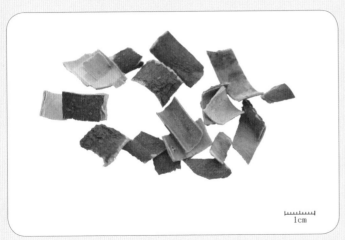

外表面灰白色、灰棕色或黑棕色，具灰白色或红棕色皮孔。内表面黄白色或棕色，平滑。质硬。切面纤维性。

244

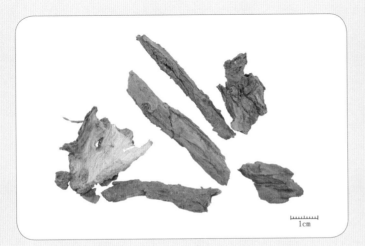

外表面灰黄色至棕黄色，易呈鳞片状剥落。内表面黄白色至灰黄色，有细纵纹。断面不平坦，外层黄棕色，内层灰白色。

专家批注：鉴别术语"糟皮白里"。

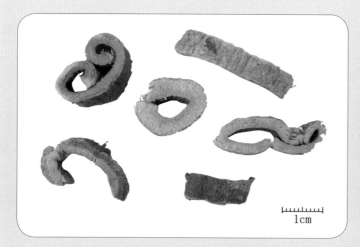

245

——

呈卷筒状或片状。外表
面白色或淡黄白色，有
的残留橙黄色鳞片状粗
皮；内表面黄白色或灰
黄色。体轻，质韧，纤
维性强，易纵向撕裂。

1cm

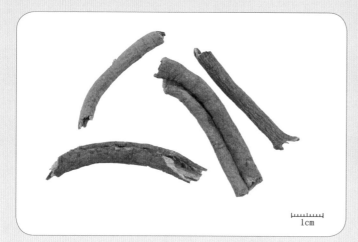

246

——

外表面灰褐色，有纵纹
及横长皮孔样斑痕。内
表面淡黄色或灰黄色，
有细纵纹。切面灰白色。

专家批注：味微辣而苦。

1cm

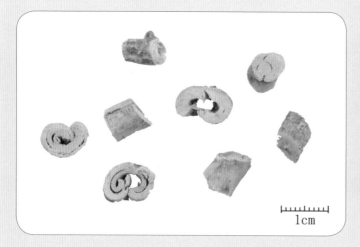

247

——

外表面灰白色或淡灰黄
色，内表面类白色。质
脆，折断时有粉尘飞扬。
切面类白色，略呈层片
状。气特异。

专家批注：有羊膻气。

1cm

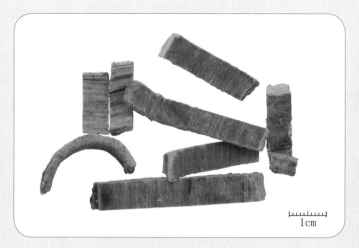

248

——

呈丝条状。表面黄绿色、淡棕黄色或黄棕色。切面鲜黄色或黄绿色，有的呈片状分层。味极苦。

专家批注：栓皮有弹性。

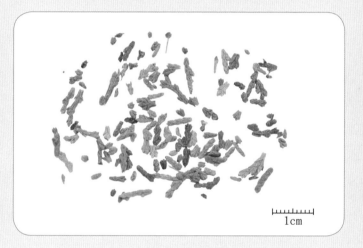

249

——

叶细小、鳞片状，红褐色或黄绿色，交互对生，贴伏于枝上。气清香。

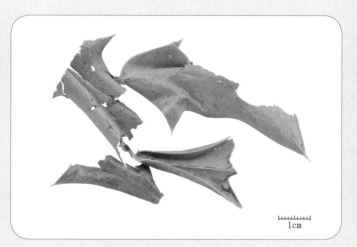

250

——

叶片先端具硬刺齿，基部平截或宽楔形，边缘稍反卷；上表面绿褐色、有光泽，下表面灰黄色。

251

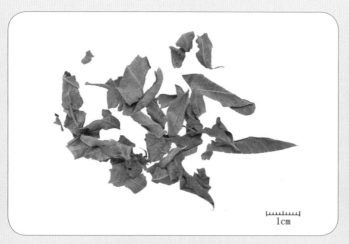

1cm

表面淡绿色或灰绿色，顶端有小芒尖，基部钝圆或楔形，边缘具细齿、常反卷，叶脉于下表面突起，叶柄细。

专家批注："小芒尖"是鉴别特征。

252

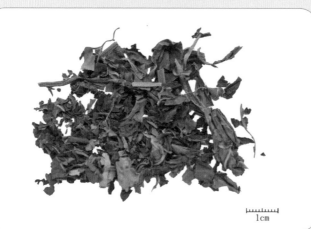

1cm

叶片表面蓝绿色或黑蓝色，先端钝，基部渐狭，全缘，叶脉浅黄棕色。叶柄扁平，偶带膜质托叶鞘。

专家批注：叶片颜色是鉴别特征。

253

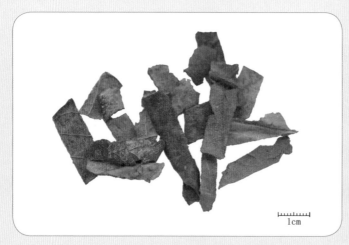

1cm

呈丝条状，灰绿色、黄棕色或红棕色。上表面较光滑，下表面被绒毛、脉纹明显。

254

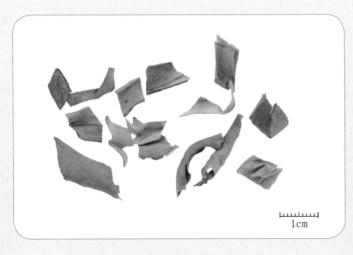

叶片上表面黄绿色或灰褐色，下表面密生红棕色星状毛，孢子囊群着生侧脉间或布满下表面。革质。

255

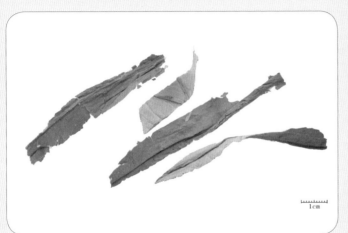

呈丝状。上表面黄绿色至灰绿色，较粗糙；下表面淡灰绿色，较光滑。叶脉突起。

256

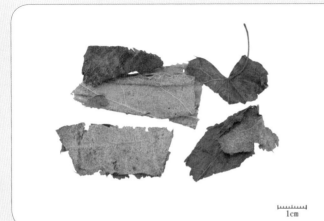

呈丝片状。上表面绿色、黄绿色或浅黄色，下表面灰绿色，网状脉明显，边缘具黄色刺毛状细锯齿。

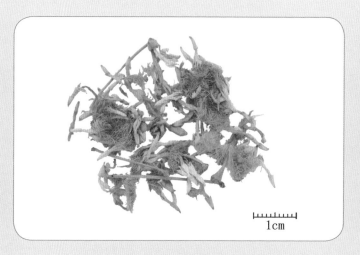

257

—

全体密被毛茸，淡黄色至黄褐色。花序皱缩成团，可见总花梗。花蕾呈棒槌状。花萼筒状，雄蕊多数，花丝细长。

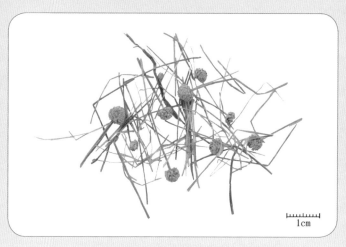

258

—

头状花序呈半球形，底部浅黄色、呈盘状，顶部灰白色。花茎纤细，有数条扭曲的棱线。

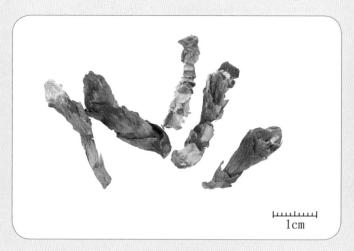

259

—

呈长圆棒状。外被多数鱼鳞状苞片。苞片外表面紫红色或淡红色，内表面密被白色絮状茸毛。气香。

专家批注：折断时可见丝状毛，基部有时可见"连三朵"。

260

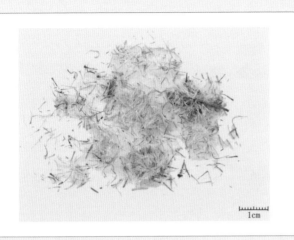

呈扁球形,易散碎。苞片披针形或条形,灰黄色。冠毛多数,白色。管状花多数,棕黄色。

261

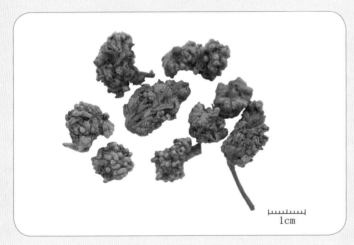

多为花蕾密聚的花序小分枝,呈不规则圆锥状表面灰黄色或棕黄色,密被茸毛。花蕾呈短棒状,质柔软。

262

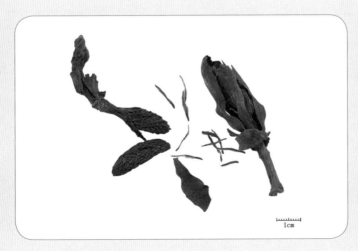

花被红棕色至棕褐色,肉质,外层的呈长方倒卵形,内层的呈匙形。雄蕊多数,淡黄棕色。花梗密被灰黄色绒毛。气香。

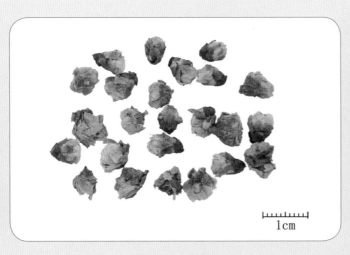

263

——

呈类球形。苞片数层，鳞片状，棕褐色。花萼灰绿色或棕红色，花瓣黄白色或淡粉红色，雄蕊多数。气清香。

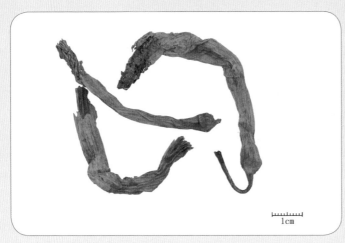

264

——

呈条状。花萼呈筒状，灰绿色或灰黄色，先端5裂，基部具纵脉纹5条。花冠淡黄色或黄棕色，先端5浅裂。

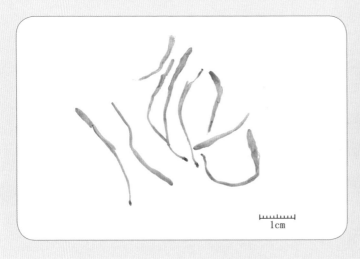

265

——

呈棒状而稍弯曲。表面黄白色、黄绿色或黄棕色。萼筒和花冠无毛或被毛。气清香。

专家批注：手握质硬，有扎手感。

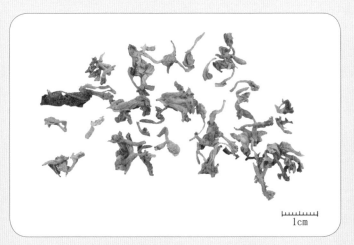

266

呈棒槌状，多弯曲。花被筒表面淡紫色或灰绿色，密被短柔毛，先端4裂，裂片淡紫色或黄棕色。质软。

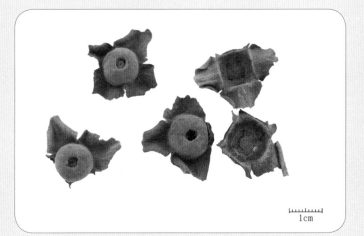

267

中部较厚，微隆起，有圆孔状果梗痕；边缘较薄，4裂，多反卷。外表面黄褐色或红棕色，内表面黄棕色、密被细绒毛。质硬而脆。

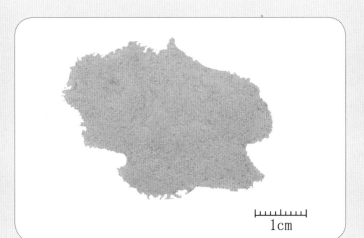

268

呈粉末状，淡黄色。体轻。手捻有滑润感。

专家批注：有松油气味。

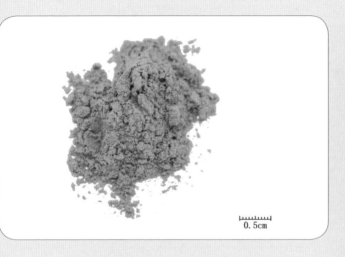

269

呈粉末状，黄色。体轻。
手捻有滑腻感，易附着
手指上。

0.5cm

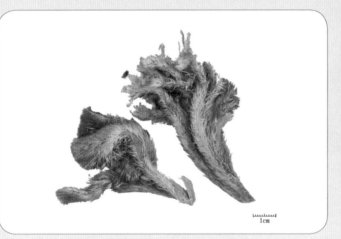

270

有的呈鸡冠状。表面红
色、紫红色或黄白色，
可见线状鳞片。种子扁
圆肾形，黑色。

1cm

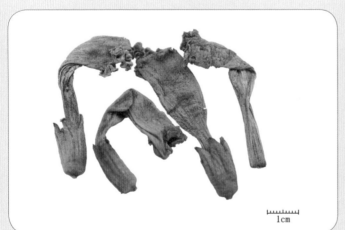

271

黄褐色或棕褐色。花萼
钟状，有纵棱，先端5
裂。花冠有细脉纹，先
端5裂。气清香。

1cm

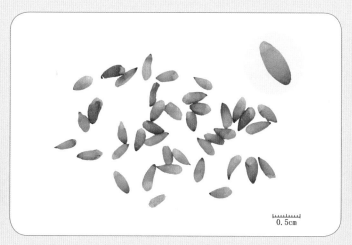

272

———

表面黄白色或淡黄棕色，外包膜质内种皮，顶端略尖、有深褐色的小点，基部钝圆。质软，富油性。

专家批注：种仁形状为长卵形或长椭圆形。

0.5cm

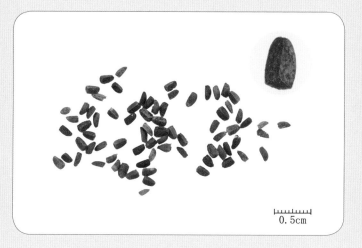

273

———

呈三棱形，一端呈三角形平截状，另端钝尖。表面灰棕色至灰褐色，有深色斑点。

0.5cm

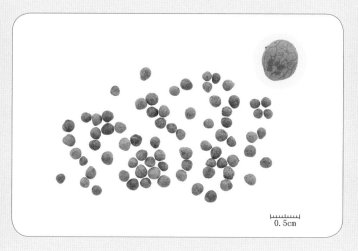

274

———

呈卵圆形或类球形。表面灰棕色或灰褐色，有微隆起的暗紫色网纹，基部有灰白色点状果梗痕。果皮薄而脆，种子黄白色。

0.5cm

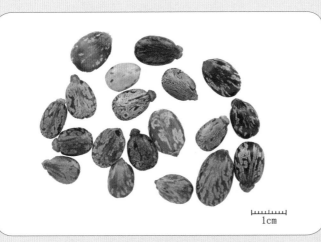

275

呈椭圆形或卵形。表面
光滑，有灰白色与黑褐
色相间或黄棕色与红棕
色相间的花斑纹，一端
有突起的海绵状种阜。
种皮薄而脆，胚乳白色。

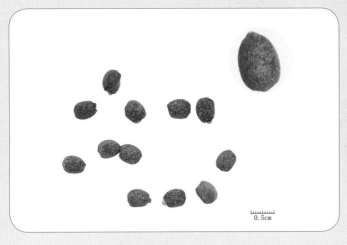

276

呈椭圆形或倒卵形。表
面灰棕色或灰褐色，具
不规则网状皱纹，一侧
有纵沟状种脊。

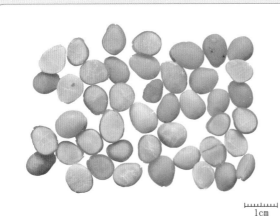

277

呈扁卵圆形。表面淡黄
白色，平滑，稍有光泽，
一侧边缘有隆起的白色
眉状种阜。

278

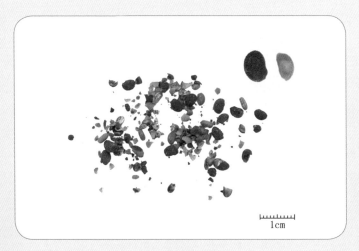

呈肾形。表面黑褐色或灰褐色，具细微网状皱纹，一端有果梗痕。气香特异。

专家批注：顶端圆钝，有一小凸起。

1cm

279

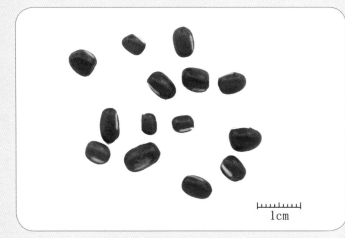

略呈圆柱形而稍扁。表面赤褐色或紫褐色，平滑，微有光泽，一侧有线形种脐。

专家批注：质硬。

1cm

280

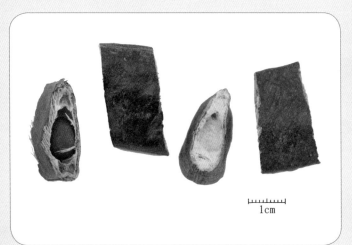

呈扁长的剑鞘状，表面棕褐色或紫褐色，被灰色粉霜，擦去后有光泽，种子所在处隆起。质硬，摇之有声。气特异，有刺激性，味辛辣。

1cm

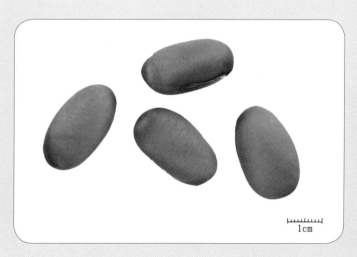

281

呈扁肾形。表面淡红色
或红紫色，略有光泽，
边缘有灰黑色线形种脐。
子叶2，黄白色。

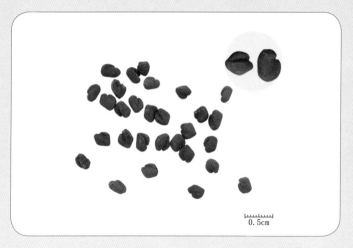

282

略呈斜方形或矩形。表
面黄绿色或黄棕色，平
滑，两侧各具一深斜沟，
两斜沟相交处有点状种
脐。质坚硬。气香。

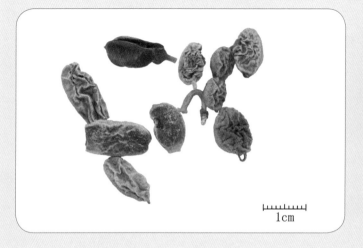

283

呈连珠状，皱缩。表面
黄绿色或黄褐色，背缝
线一侧呈黄色。种子肾
形，棕黑色，光滑。

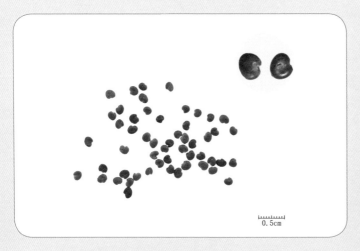

284

略呈肾形而稍扁，一侧微向内凹陷。表面褐绿色或灰褐色，光滑。质坚硬。

专家批注：微凹处具圆形种脐。

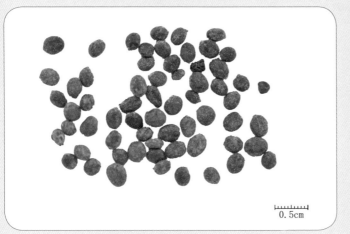

285

呈卵圆形。表面棕褐色或灰褐色，粗糙，有稀疏的白色或浅黄棕色小点，种脐稍突出。质坚实。

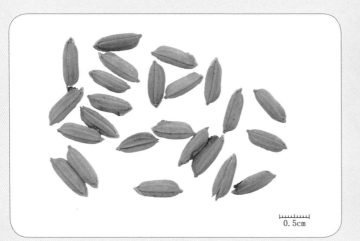

286

呈扁长椭圆形。表面黄色，有白色细茸毛；一端有2枚白色浆片，于一个浆片内侧伸出弯曲须根。断面白色，粉性。质硬。

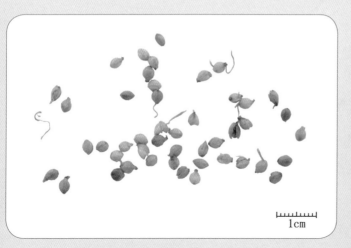

287

呈类圆球形。表面淡黄色，具点状皱纹，一端伸出淡黄色的弯曲细须根。

1cm

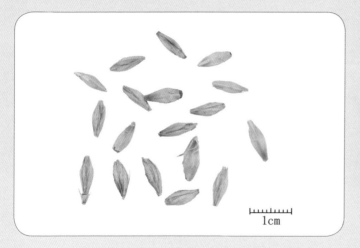

288

表面淡黄色，基部胚根处生出长披针状条形幼芽和数条纤细而弯曲的须根。断面白色，粉性。质硬。

专家批注：呈棱形。

1cm

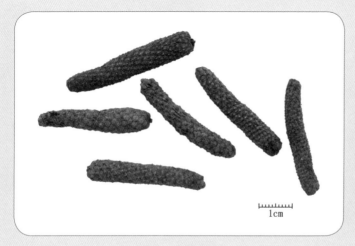

289

呈圆柱形，稍弯曲。表面黑褐色或棕色，有斜向排列整齐的小突起。断面不整齐，颗粒状，可见球形小浆果。质硬而脆。气香特异。

专家批注：果实由小浆果聚合面成。有胡椒味。

1cm

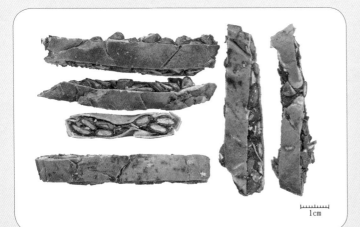

290

呈丝状或块状。外表面
橙红色或橙黄色，皱缩
或较光滑；内表面黄白
色，有红黄色丝络。果
瓤橙黄色，与多数种子
黏结成团。具焦糖气。

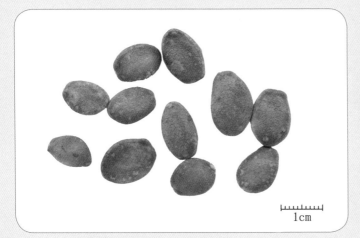

291

呈扁平椭圆形。表面浅
棕色至棕褐色，平滑，
边缘有1圈沟纹。

专家批注：顶端较尖，有
种脐，基部钝圆或较狭。

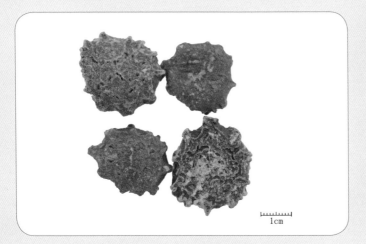

292

呈扁平圆板状，中间稍
隆起或微凹陷。表面灰
棕色至黑褐色，有网状
花纹，边缘有齿状突起。
质硬。

293

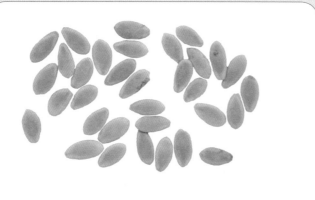

呈扁平长卵形。表面黄白色、浅棕红色或棕黄色，平滑。

专家批注：一端稍尖，一端钝圆。种皮较硬而脆。

0.5cm

294

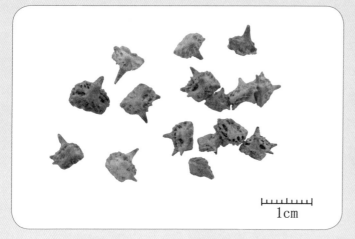

分果瓣呈斧状。背部黄绿色，隆起，有刺；侧面灰白色，粗糙，有网纹。质坚硬。

1cm

295

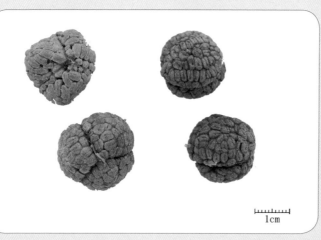

种子团呈类球形，灰褐色，中间有黄白色隔膜将种子团分成3瓣，每瓣有粘连紧密的种子多数。种子呈卵圆状多面体。气香。

1cm

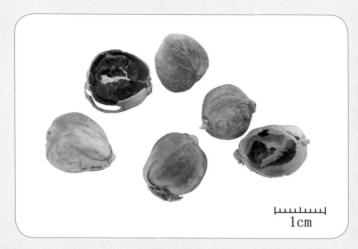

296

呈类球形。表面黄白色至淡黄棕色，有3条纵纹，基部有凹下的果柄痕。果皮质脆，易纵向裂开；种子呈不规则多面体，暗棕色。气香。

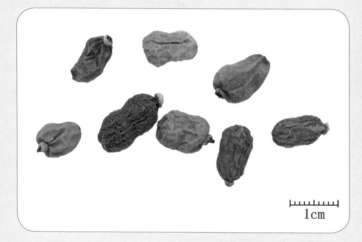

297

呈长球形，中部略细。表面红棕色或暗红色，顶端有黄白色管状宿萼。果皮薄，种子黑棕色或红棕色。气香。

专家批注：种子扁圆形或三角状多面形。

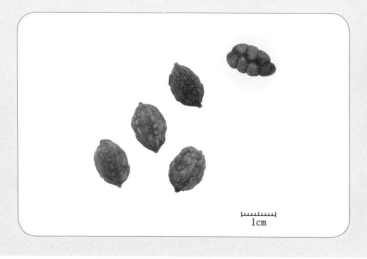

298

呈椭圆形。表面棕色或灰棕色，有纵向凹凸不平的突起棱线。果皮与种子紧贴，种子表面棕褐色，胚乳白色。气香特异。

专家批注：两端略尖。

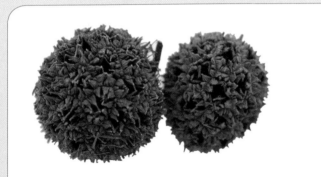

299

呈球形，由多数小蒴果组成。表面灰棕色或棕褐色，有多数刺，小蒴果顶部开裂呈蜂窝状小孔。体轻，质硬。

专家批注：此药为聚花果。

1cm

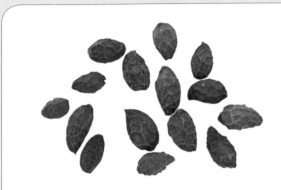

300

呈卵形。表面黑色或棕色，两侧有棱线，有网状皱纹，顶端渐尖，基部有果梗痕。果皮质硬而脆，种子黄白色。

专家批注：味苦。

1cm

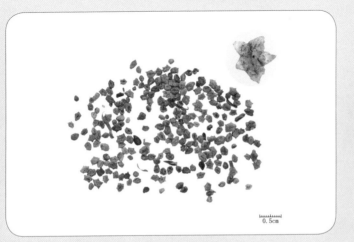

301

呈扁球状五角星形。表面灰绿色或浅棕色，周围具膜质小翅5枚，一面中心有微突起的点状果梗痕。

0.5cm

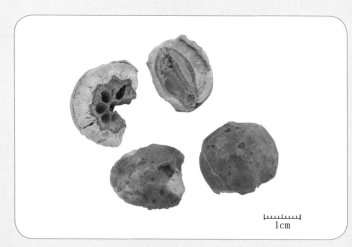

302

表面金黄色至棕黄色，微有光泽，具深棕色小点。果肉松软，淡黄色。种子长圆形，黑棕色。气特异。

专家批注：表面少数凹陷或皱缩。

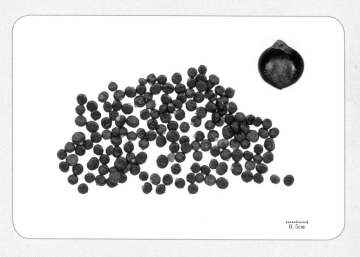

303

呈扁圆形。表面棕黑色或红棕色，有光泽，两面微凹，基部有浅棕色略突起的果梗痕。质硬。

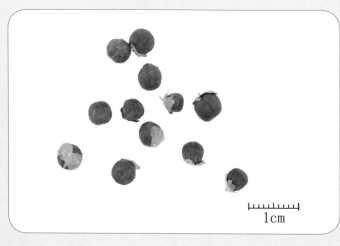

304

呈球形。表面灰黑色或黑褐色，被灰白色粉霜状茸毛，基部有灰白色宿萼及短果梗，宿萼密被茸毛。质坚。气香特异。

305

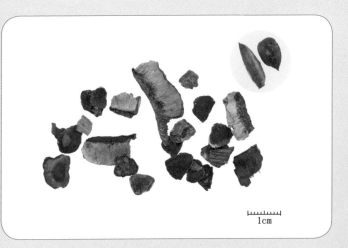

果皮外表面黄绿色、灰绿色或棕褐色，体轻而质脆。种子扁平呈扇形，淡棕色，边缘有翅。气特异。

专家批注：图为其果实碎片。完整果实皮薄。

306

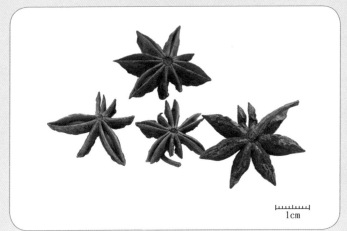

聚合蓇葖果，多由八个分果放射状排列。分果外表面有不规则皱纹，内表面淡棕色。种子卵圆形，黄棕色，光亮。气芳香。

专家批注：外表面红棕色，有不规则皱纹。

307

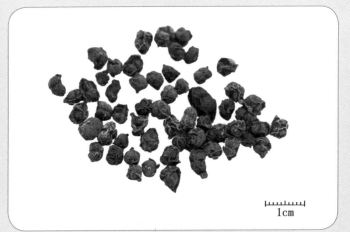

呈球形或扁球形。表面棕红色至暗棕色，干瘪，皱缩。种子肾形，棕黄色。

专家批注：果肉紧贴于种子上。气微，味微酸。

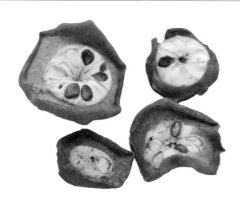

308

　　表面黄棕色或黑褐色。果瓤淡黄色或黄棕色。种子多数，扁长卵形，黄棕色或紫褐色，具光泽，有条状纹理。

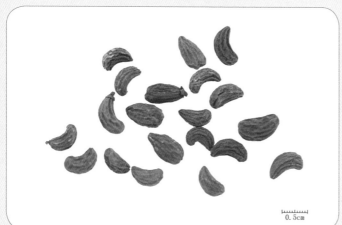

309

呈卵形、椭圆形或肾形。表面黑紫色或灰黑色，皱缩不平，基部有果梗痕或宿萼。

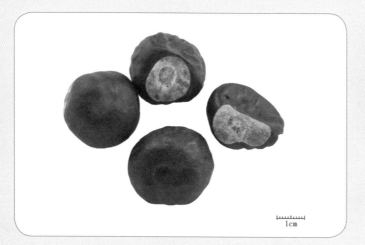

310

呈扁球形或类球形，似板栗。表面棕色或棕褐色，多皱缩，凹凸不平，种脐色较浅，近圆形。

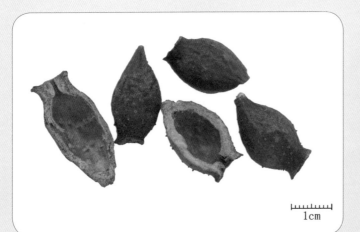

311

呈倒卵形纵剖瓣。外表面红黄色或红棕色,有突起的棕色小点。内表面淡黄色,残存淡黄色绒毛。

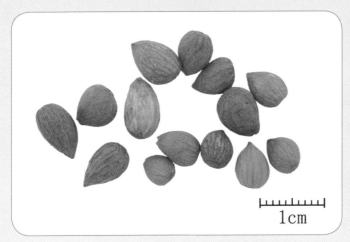

312

呈卵形。表面黄白色、浅棕色或黄棕色,具纵纹,顶端尖,基部钝圆。种皮薄;子叶乳白色,油性。

专家批注:尖端一侧有线形种脐,圆端中央有深色合点,自合点向上具多条纵向维管束脉纹。

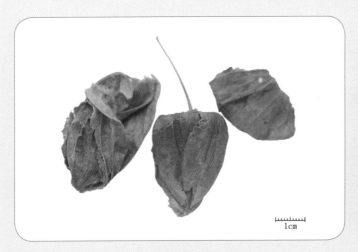

313

略呈灯笼状。表面橙红色或橙黄色,有纵棱及网纹,顶端5裂,基部有果梗。体轻。中空,或内有棕红色、橙红色果实。

专家批注:多压扁。

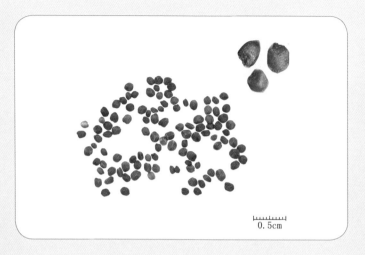

314

呈类扁肾形或扁卵形。
表面棕黄色或灰黄色，
有细密的网纹，一端有
点状种脐。

0.5cm

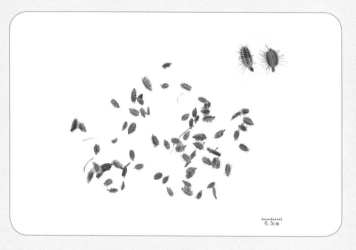

315

双悬果，多裂为椭圆形
分果。表面棕黄色，顶
端有残留花柱，基部钝
圆。背面有纵棱，边缘
为窄翅，翅上有黄白色
钩刺。

0.5cm

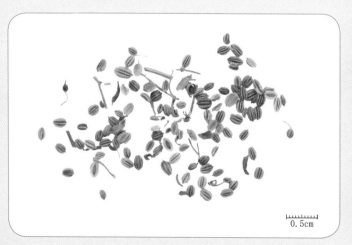

316

表面灰黄色或灰褐色。
分果背面有5条纵棱，接
合面有2条棕色、略突起
的纵棱。气香。

0.5cm

317

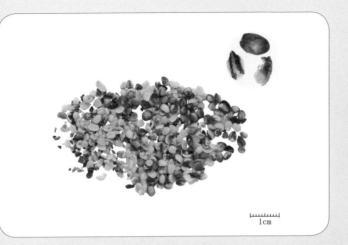

呈卵圆形。表面灰绿色
或灰黄色，两边有棱，
顶端略尖，基部有圆形
果梗痕。果皮薄而脆。
种皮绿色。子叶乳白色，
富油性。

318

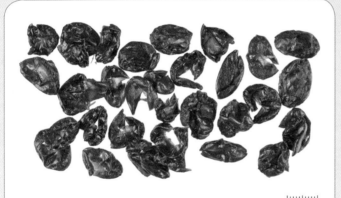

呈不规则的片状或囊状。
表面紫红色至紫黑色，
皱缩，有光泽，基部有
果梗痕。质柔软。

319

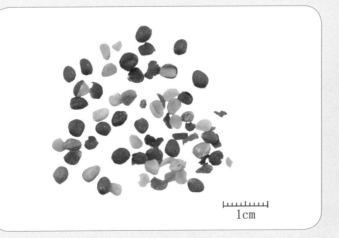

呈类卵圆形或椭圆形。
表面黄棕色、红棕色或
灰棕色，一端有深棕色
圆形种脐，一侧有数条
纵沟。种皮薄而脆，子
叶黄白色。

专家批注：有萝卜味。

320

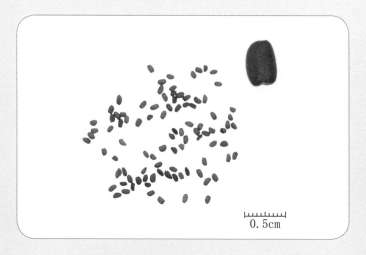

呈扁长圆形或扁卵形，细小。棕色或红棕色，微有光泽。

专家批注：表面具纵沟两条，一端钝圆，另一端微凹或平截。口尝有黏性。

321

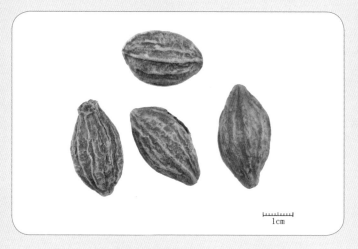

呈长圆形或卵圆形。表面黄棕色或暗棕色，有纵棱及不规则皱纹。质坚硬。

322

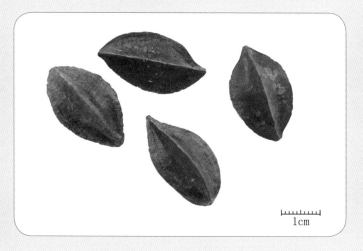

呈椭圆形或卵圆形，具5条纵棱。表面黑褐色至紫黑色，微具光泽，平滑。质硬。

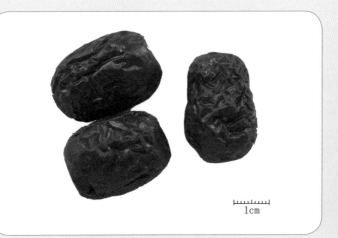

323

呈椭圆形。表面暗红色，略带光泽，有不规则皱纹，基部凹陷。果肉棕黄色，质软。果核纺锤形，质硬。

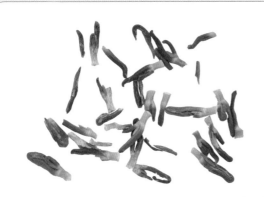

324

略呈细棒状。胚根圆柱形，黄白色，质脆，断面有数个小孔。幼叶绿色，一长一短，顶端反折。

专家批注：味苦。

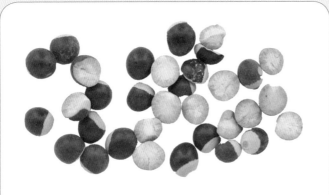

325

呈类球形。表面棕红色或红褐色，一端黄白色并有凹点状种脐痕。断面白色，粉性。质较硬。

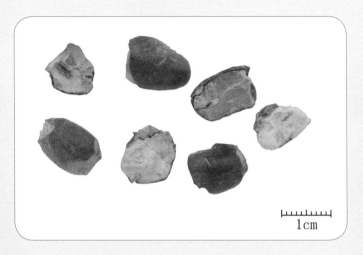

326

表面棕红色或紫棕色，
平滑，有光泽，有时可
见类圆形黄棕色种脐。
质硬。破碎面棕黄色。

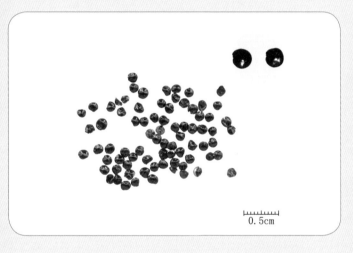

327

呈扁圆形，较小。表面
黑色或红黑色，光亮。
种皮薄而脆。

专家批注：中间微隆起，
侧边微凹处有种脐。

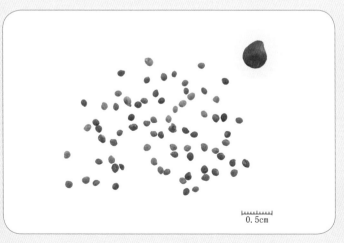

328

呈类球形，较小。表面
灰棕色至棕褐色，粗糙。
质坚实。

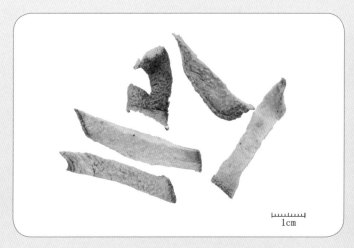

329

果皮外表面黄绿色或橙黄色，有皱纹和油点。果肉浅黄白色或浅黄色，散有凹凸不平的线状或点状维管束。气香。

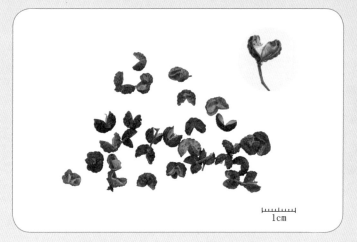

330

呈球状，裂开为两瓣。外表面紫红色、棕红色、灰绿色或暗绿色，散有多数疣状突起的油点；内表面淡黄色。气香。

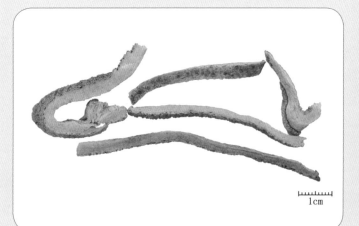

331

外表面黄绿色至黄棕色，密布茸毛或无毛，有油点；内表面黄白色或淡黄棕色。质脆。切面不整齐，外缘有一列油点。气芳香。

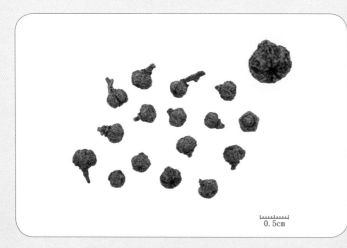

332

————

表面暗黄绿色至褐色，粗糙，有多数突起或凹下的油点，顶端有五角星状裂隙，基部残留被有黄色茸毛的果梗。气香浓郁。

专家批注：呈球形或略呈五角状扁球形。

0.5cm

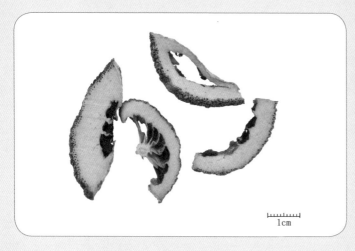

333

————

表面黄绿色、黑绿色或黄棕色，有凹陷的油点。切面淡棕黄色，有网状突起的维管束，边缘有油点，内侧有的可见棕色瓤囊。气香。

1cm

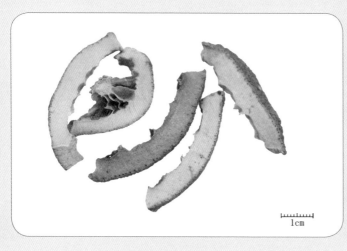

334

————

呈弧状条形片。表面棕褐色至褐色。切面黄白色至黄棕色，边缘有油点，内侧有的可见棕褐色瓤囊。气清香。

专家批注：外果皮棕褐色至褐色，有颗粒状突起，突起的顶端有凹点状油室。

1cm

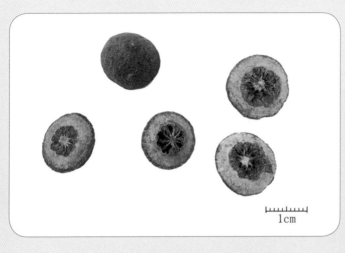

335

———

呈圆形或弧状条形片。表面黑绿色至暗棕绿色。切面黄白色至黄棕色，边缘有油点，中央或内侧具棕褐色瓤囊。气清香。

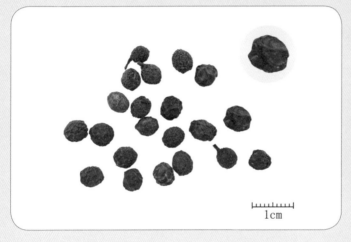

336

———

呈类球形。表面棕褐色至黑褐色，有网状皱纹。气芳香。

专家批注：味稍辣而微苦。

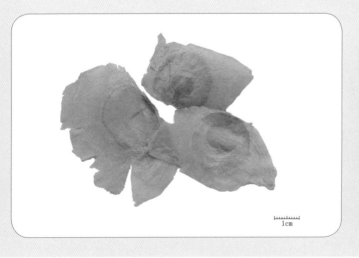

337

———

呈蝶形片，三面延长成翅。翅大而薄，浅黄白色，半透明，有绢丝样光泽和放射状纹理，边缘多破裂。体轻。子叶蝶形，黄色。

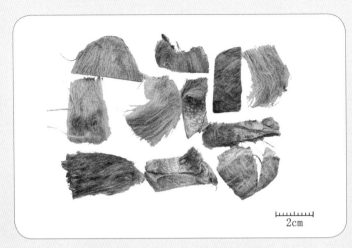

338

呈不规则的段，黄白色
或黄棕色。体轻，质松、
柔韧，纤维性。

2cm

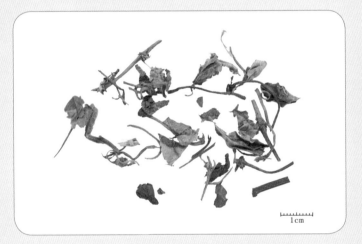

339

茎表面棕色或暗棕红色，
有纵纹；切面灰白色。
叶片呈宽卵形，上表面
灰绿色或棕褐色，下表
面色较浅。

1cm

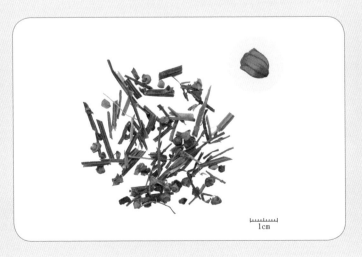

340

茎四棱形，表面暗紫色
或棕绿色，切面中空。
叶对生。花冠唇形，棕
黄色或浅蓝紫色，被毛。
果实扁球形，浅棕色。

1cm

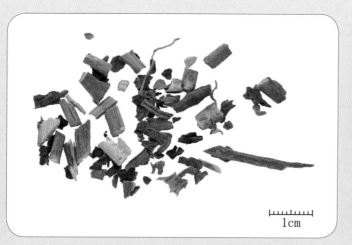

1cm

341

茎略呈方柱形，表面被柔毛，切面有白色髓。叶片两面均被灰白色茸毛，边缘具大小不规则的钝齿；叶柄被柔毛。气香特异。

专家批注：老茎类圆柱形。气味是鉴别特征。

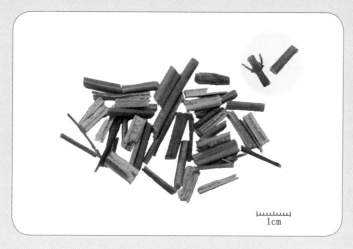

1cm

342

茎呈方柱形；表面淡黄绿色或淡紫红色，被短柔毛；切面类白色。穗状轮伞花序。气芳香。

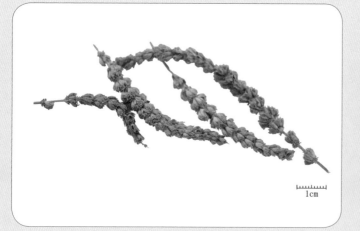

1cm

343

穗状轮伞花序。宿萼黄绿色，钟形。质脆。气芳香。

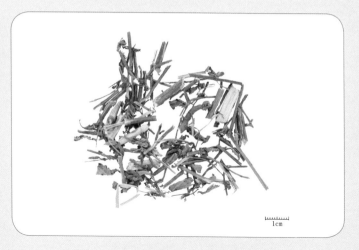

344

全体被白色茸毛。茎方柱形，节明显，质脆。叶对生，暗绿色或黄绿色，边缘有疏浅锯齿。气清香而浓。

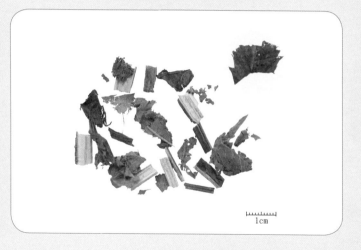

345

茎方柱形；表面黄绿色或带紫色，有纵沟和白色茸毛；切面黄白色，中空。叶边缘有锯齿。

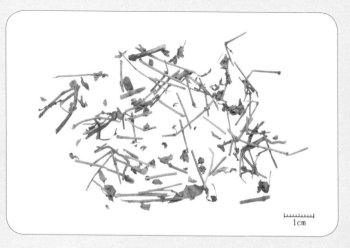

346

根细小。茎细，表面带紫红色，切面黄白色、中空。叶绿色或带紫红色，边缘具锯齿或微波状。蒴果三棱状球形。

347

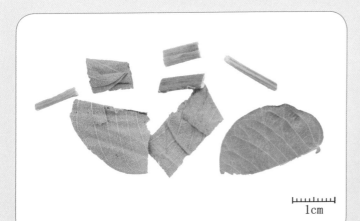

茎枝表面淡棕黄色，密被黄色绒毛。叶片上表面灰绿色至暗绿色，下表面浅绿色、密被白色茸毛。

专家批注：质稍脆，断面中部有髓。

348

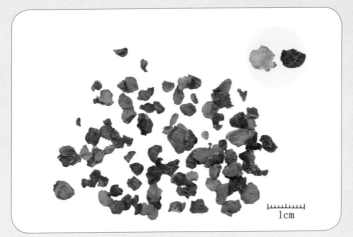

呈卵形或卵圆形，一侧有凹陷。上表面淡绿色至灰绿色，下表面紫绿色至紫棕色。

349

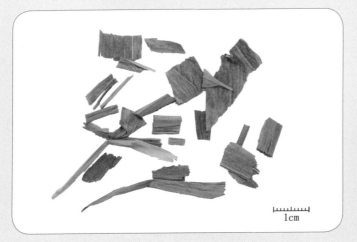

茎切面中空。叶鞘开裂。叶脉平行，具横行小脉，形成长方形网格状。

专家批注：平行叶脉，横行小脉是鉴别特征。

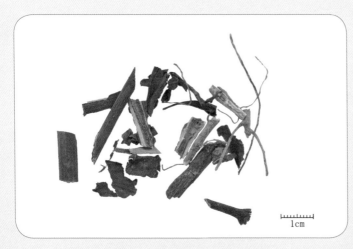

350

根茎密生细根。茎圆柱形；表面暗绿色至暗褐色，有细纵纹，节膨大。叶表面绿色、绿褐色至棕褐色或棕红色，边缘有粗锯齿。

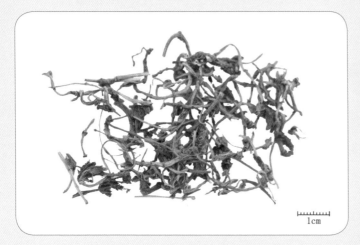

351

茎细，有的节上可见纤细的不定根。叶倒披针形至矩圆形，绿色。

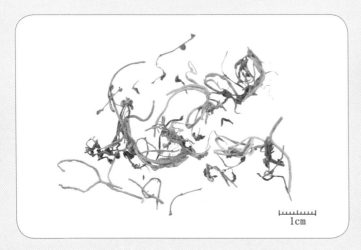

352

根及根茎细小，表面淡棕黄色或黄色。茎细，灰绿色，节明显。叶绿褐色，无叶柄。

353

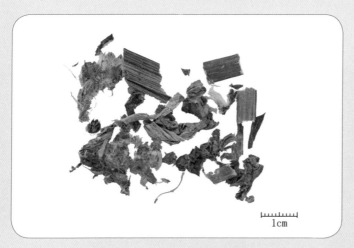

茎、叶均被丝状毛。茎呈圆柱形，表面有数条纵棱，切面灰白色。叶边缘具不等长的针刺。头状花序，冠毛灰白色。

354

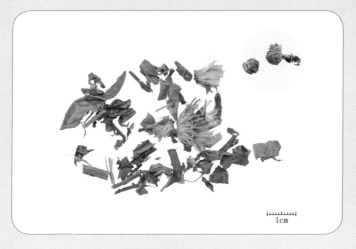

茎、叶均被白色柔毛。茎呈圆柱形；表面灰绿色或带紫色，具纵棱；切面中空。叶缘或微齿裂，齿尖具针刺。头状花序。

355

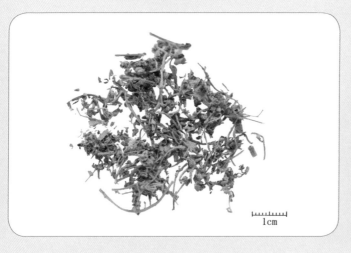

根纤细，淡黄色。茎细，切面黄白色。叶小。头状花序黄色或黄褐色。

专家批注：叶片完整者展平后呈匙形，气微香，不嗅有刺激感，味苦，微辛。

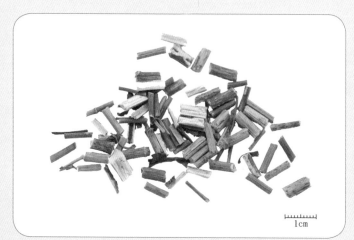

1cm

356

茎圆柱形；表面黄棕色，有节和纵棱；切面髓部白色或中空。叶绿褐色。气芳香。

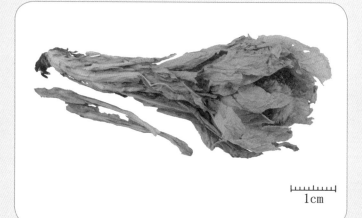

1cm

357

茎呈圆柱形，具纵棱。叶密集排列，两面被柔毛，边缘有锯齿和缘毛。头状花序圆球形，管状花紫红色。体轻。

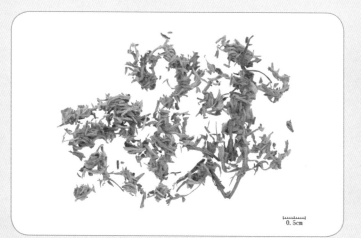

0.5cm

358

呈松散团状。灰绿色至黄绿色，全体密披白色茸毛，质绵软如绒。茎细小。叶片羽状分裂。气清香。

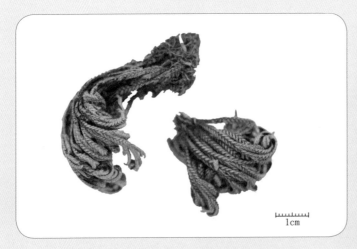

359

呈卷缩的段。枝扁而有分枝，绿色或棕黄色，向内卷曲，枝上密生鳞片状小叶。叶先端具长芒。

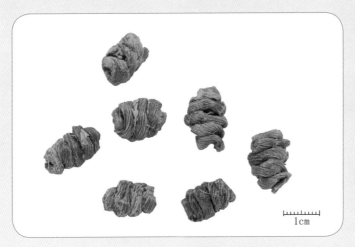

360

呈螺旋形或弹簧状，通常为2～6个旋纹；或呈圆柱形的段。表面黄绿色或略带金黄色，有细纵皱纹。断面灰白色至灰绿色。

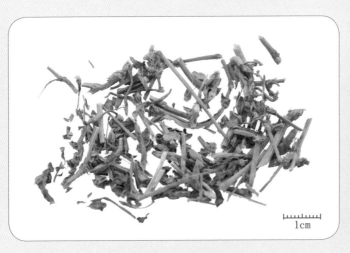

361

茎呈圆柱形而略扁；表面灰绿色或棕红色，有细密纵纹，节上有浅棕色膜质托叶鞘；切面髓部白色。叶片棕绿色或灰绿色，全缘。

362

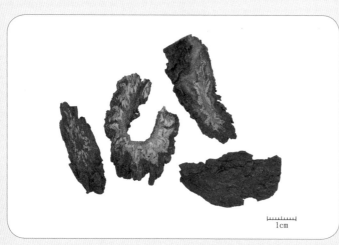

表面棕褐色或灰棕色，有的可见肉质鳞叶。切面有淡棕色或棕黄色点状维管束，排列成波状环纹。

专家批注：肉质茎入药。

363

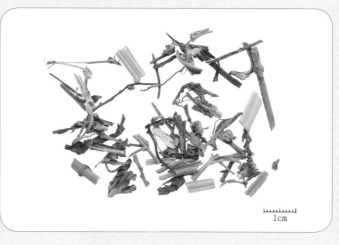

茎方柱形，四面有纵沟，表面绿褐色。叶绿褐色，边缘有锯齿。穗状花序，有小花多数。

364

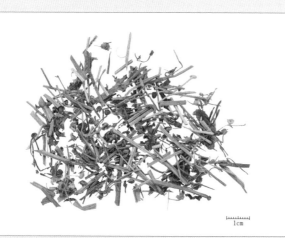

茎表面灰绿色或带紫色，节膨大。叶灰褐色，具细长叶柄。果实长圆形或球形，宿存花柱鹳喙状。

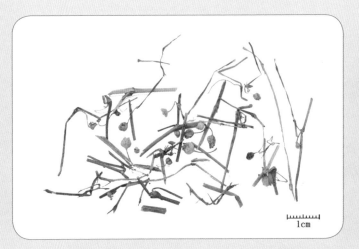

365

茎纤细,绿色或紫绿色。叶线形。蒴果扁球形,有短柄。

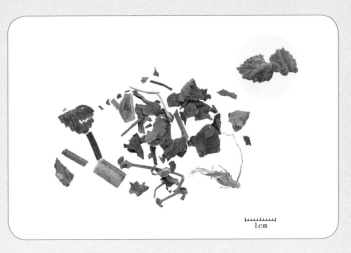

366

茎多方柱形,有纵棱和节,切面中空。叶暗绿色,边缘有锯齿;托叶抱茎。有时可见黄色花或带钩刺的果实。

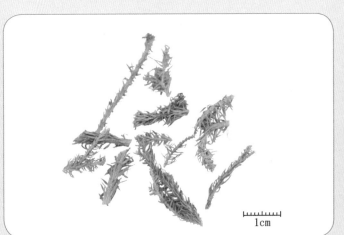

367

茎呈圆柱形。叶密生茎上,螺旋状排列,线形或针形,黄绿色至淡黄棕色,先端芒状,全缘。

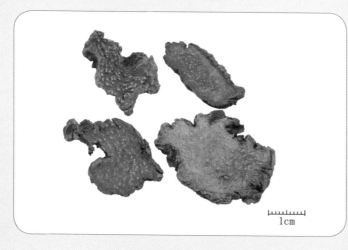

368

表面棕色或棕褐色。切面浅棕色或棕褐色，黄色三角状维管束散在。

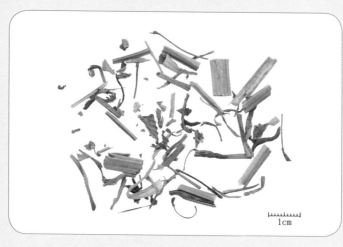

369

茎干瘪中空，表面黄绿色或绿褐色。叶片上表面黄绿色，下表面绿灰色、具白色柔毛，边缘具不整齐的缺刻。

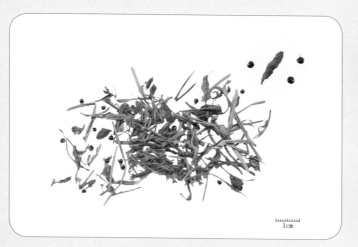

370

茎细，表面灰绿色、具纵棱，切面中空。叶暗绿色或灰绿色。蒴果扁长椭圆形。种子扁心形，黑色，有光泽。

专家批注：味苦。

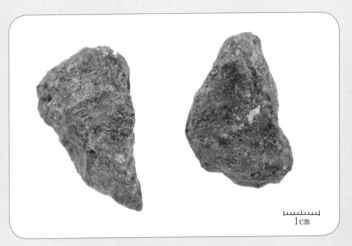

371

呈不规则小块。表面橙黄色、灰白色或淡黄白色。质脆。断面平坦，白色，放置后渐变为淡黄棕色至红棕色。气芳香。

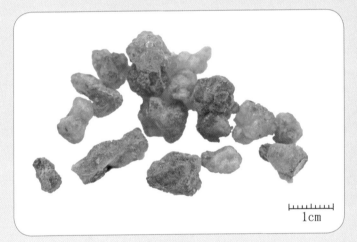

372

呈长卵形滴乳状、类圆形颗粒或不规则块状。表面淡黄色，半透明。质脆。破碎面有玻璃样或蜡样光泽。气香特异。

专家批注：微辣，嚼之唾液染成乳白色，可水试鉴别。

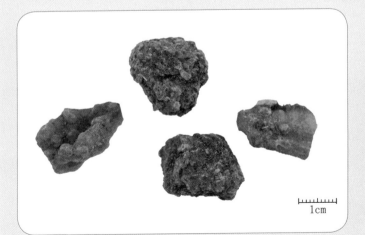

373

呈不规则团块或颗粒状。表面黄棕色、红棕色或棕褐色。破碎面不整齐。气香特异。

专家批注：可水试鉴别。

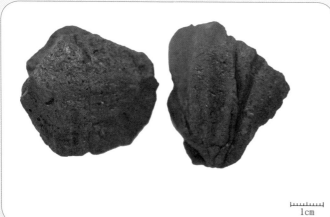

374

———

表面暗红色，有光泽。质硬而脆。破碎面红色。

专家批注：火试不应有松香气味。

1cm

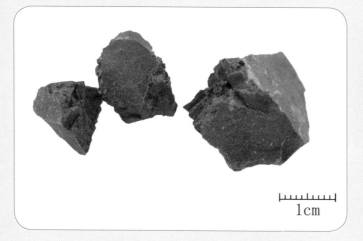

375

———

呈不规则块状。表面呈红褐色或深褐色，或呈暗褐色而略显绿色。体轻。有特殊臭气，味极苦。

专家批注：气臭，有吸湿性。

1cm

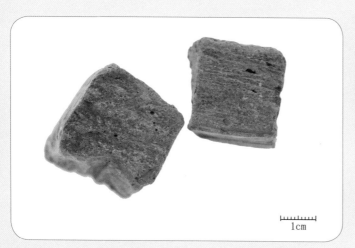

376

———

呈方形或不规则块状。表面棕褐色或黑褐色，光滑而稍有光泽。质硬。断面不整齐，具光泽，有细孔。

专家批注：味涩。

1cm

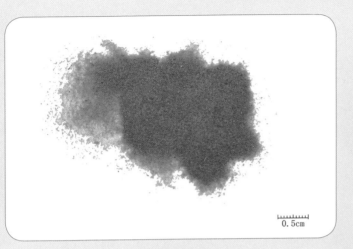

377

呈粉末状，棕黄色或浅棕黄色。体轻。用手捻之有光滑感，置手掌中可由指缝间滑落。

专家批注：火试有闪光和爆鸣声。

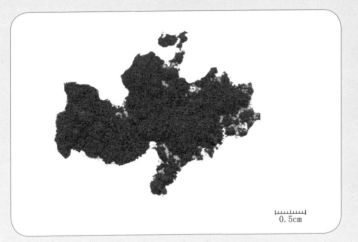

378

深蓝色。呈粉末状，体轻，易飞扬；或呈不规则多孔性的团块、颗粒，用手搓捻即成细末。

专家批注：火试有紫红色烟雾，水试溶液不得显蓝色。

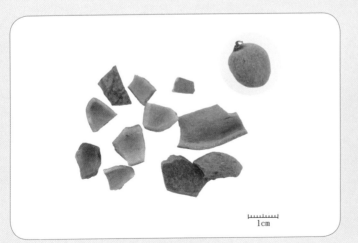

379

呈不规则碎块。表面灰褐色或灰棕色。断面角质样，有光泽。气特异。

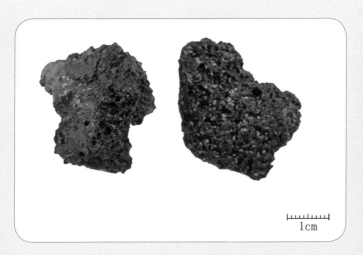

380

呈不规则块状。乌黑光亮，有多数细孔。体轻，质脆。

1cm

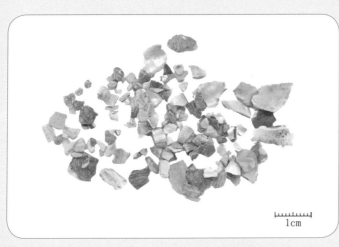

381

呈不规则碎块。内表面灰白色，有珍珠样彩色光泽。质坚硬。

1cm

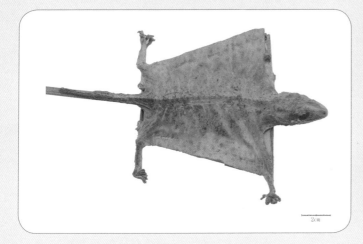

382

表面灰黑色或银灰色，有棕黄色的斑点及鳞甲脱落的痕迹。

专家批注：呈扁片状，两眼多凹陷成窟窿。背部有斑点或斑纹，脊椎骨和两侧肋骨突起。四足具五趾。

2cm

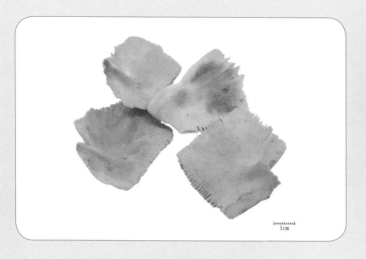

383

呈不规则的板块状。表面黄色或棕褐色，边缘有的呈锯齿状。质松脆。断面不平整，有的具蜂窝状小孔。

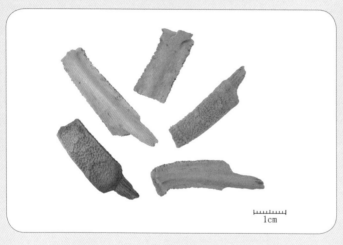

384

骨片状，微隆起。背面灰褐色，有皱褶及突起状斑点。腹面灰白色，肋骨隆起。边缘有的呈齿状，类白色。质坚硬。

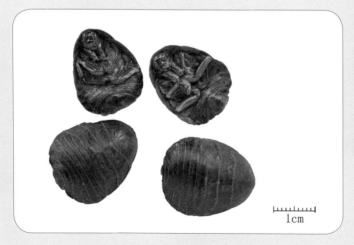

385

呈扁平卵形，前端较窄，后端较宽。背部紫褐色或黑棕色，具光泽，无翅。腹面红棕色，有足和横环节。质松脆。气腥臭。

386

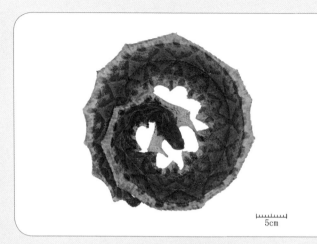

5cm

背部黑褐色或浅棕色，有鳞片痕。腹部表面灰白色；腹内壁黄白色，可见脊椎骨或肋骨。气腥。

专家批注：鉴别术语有"翘鼻头""方胜纹""连珠斑""佛指甲"。

387

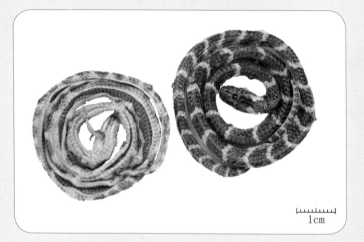

1cm

呈圆盘状。头盘在中间，尾细。背部黑白相间，黑环纹较白环纹宽，具突起脊棱。腹部色较浅。

专家批注：幼蛇入药，背部中央鳞片扩大呈六角状。

388

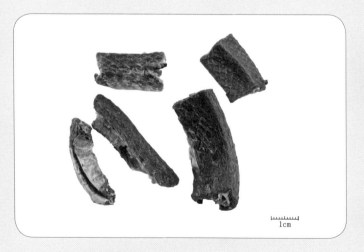

1cm

呈段状。表面乌黑色，脊部具高突呈屋脊状。质坚硬。切面黄白色或灰棕色。气腥。

专家批注：鉴别术语为"剑脊"。

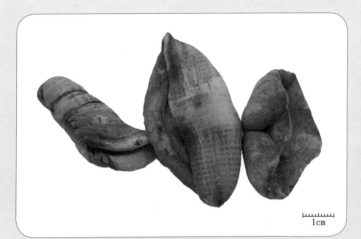

389

多呈扇形、三角形或菱形。外表面黑褐色或黄褐色，有光泽，一端有排列整齐的纵纹及横纹。内表面中部有突起的弓形横向棱线。呈角质。

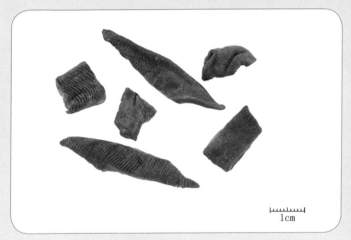

390

表面黑褐色、黑棕色或棕黄色，有多数环节。质脆。切面胶质状。气微腥。

专家批注：两端有吸盘。

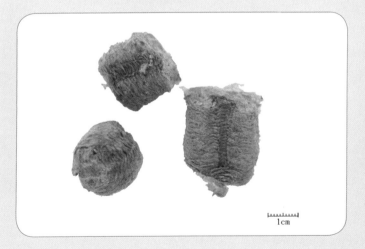

391

略呈圆柱形、半圆形、长条形或平行四边形。表面浅黄褐色、灰黄色或灰褐色。体轻。断面外层海绵状，内层为许多放射状排列的小室。

专家批注：卵鞘可入药。

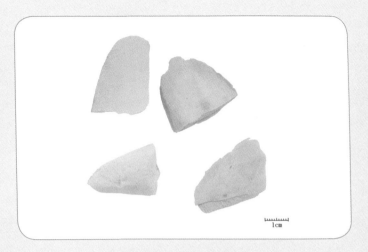

392

呈不规则形或类方形小块。表面类白色或微黄色，有层纹。体轻，质松，易折断。断面白色，粉质，显疏松层纹。

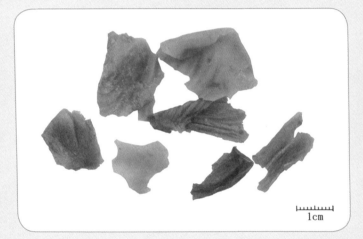

393

呈不规则卷片。表面黄色、黄绿色或黄褐色，薄而半透明，具条状皱纹。质脆。断面角质样。

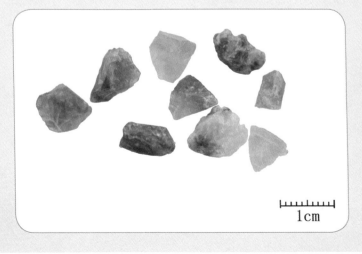

394

呈不规则碎块。紫色或绿色，半透明至透明，有玻璃样光泽。

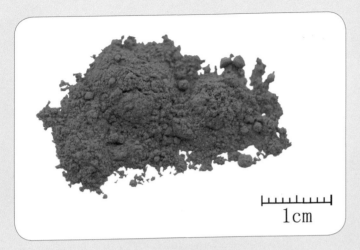

395

橙黄色粉末。气特异而刺鼻。

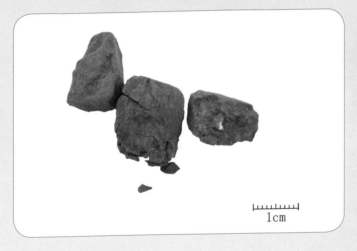

396

呈立方体块状。表面亮淡黄色，有金属光泽；有的黄棕色或棕褐色，无金属光泽。体重。

专家批注：多为块状立方体。

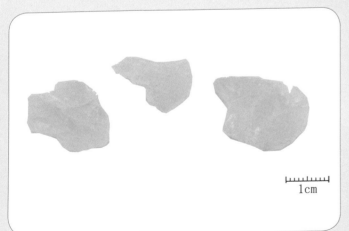

397

呈不规则的块状或粒状。表面略平滑或凹凸不平，无色或淡黄白色，有玻璃样光泽，透明或半透明。质硬而脆。

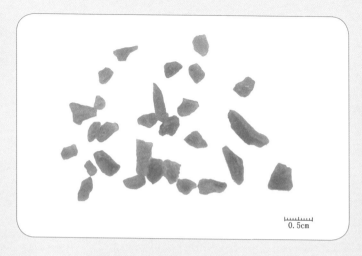

398

呈不规则块状。深蓝色或淡蓝色，半透明至透明，有玻璃样光泽。质脆，易碎，碎块呈棱柱状。

0.5cm

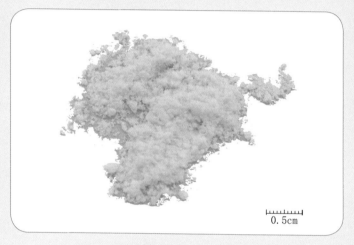

399

呈不规则块状或颗粒状，无色透明或类白色半透明。质脆。味咸。

0.5cm

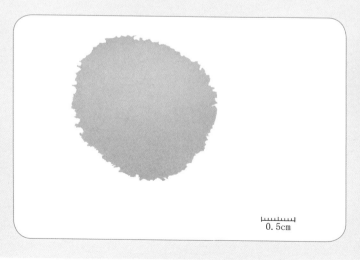

400

白色粉末。味咸。有引湿性。

0.5cm

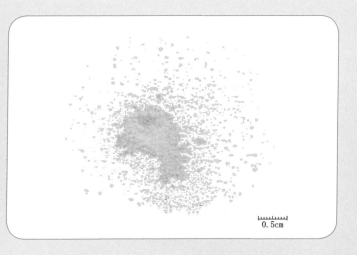

0.5cm

401

呈细小结晶型颗粒状。无色半透明或白色，有玻璃样光泽。手摸有砂粒感。

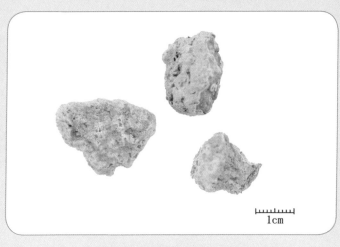

1cm

402

呈不规则块状。表面灰白色或淡红色，无光泽，凹凸不平，多孔，似蜂窝状。体轻，易碎。

专家批注：有吸湿性。

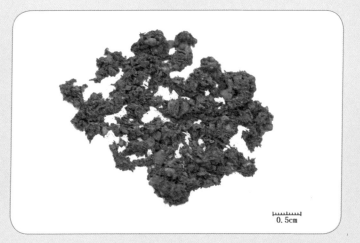

0.5cm

403

呈不规则碎块。灰黑色或棕褐色，具金属光泽。体重，质坚硬。具磁性。

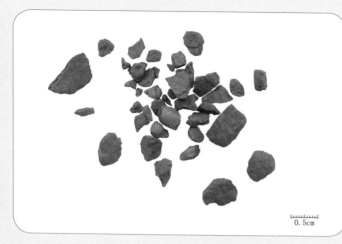

0.5cm

404

———

呈不规则碎块，有的一面有圆形突起。暗红棕色，有金属光泽。体重，质坚硬。

专家批注：一面多有圆形的凸起，习称"钉头"；另一面与凸起相对应处有同样大小的凹窝。

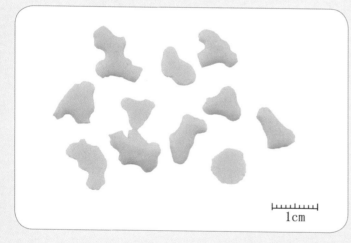

1cm

405

———

呈不规则块状。黄色，有脂肪样光泽。表面常有多数小孔。体轻，质松。有特殊臭气。

专家批注：手捏在耳边有轻微爆裂声。

六级品种

406

包被灰棕色、黄褐色或
紫褐色。孢体灰褐色、
浅褐色或紫色，内有棉
絮状的丝状物。

专家批注：外皮薄。

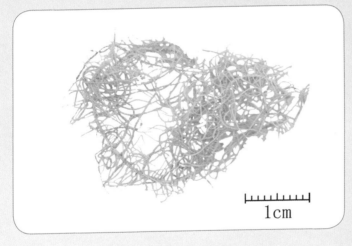

2cm

407

呈丝状，可见二歧分枝。
表面灰绿色或黄绿色，
有的有白色环节状裂纹。

1cm

408

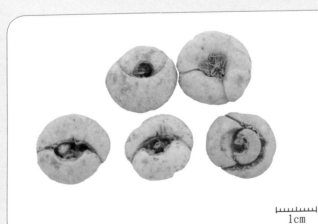

呈扁球形。表面黄白色
至浅棕色。顶端略平或
微凹，常稍开裂。外层
鳞叶2瓣，肥厚，大小
相近或一片稍大、抱合。
中间鳞片小。断面粉性。

1cm

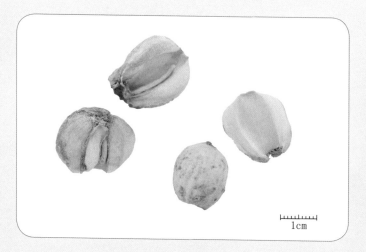

409

表面类白色或淡黄白色，顶端开裂或不开裂。外层鳞叶2瓣，肥厚，一片较大或大小相近。中间鳞片较大。断面白色，富粉性。

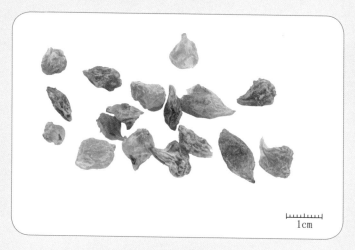

410

表面黄白色、淡黄棕色或棕褐色，皱缩，有类白色膜质鳞片包被，底部有突起的鳞茎盘。半透明，角质样。有蒜臭气。

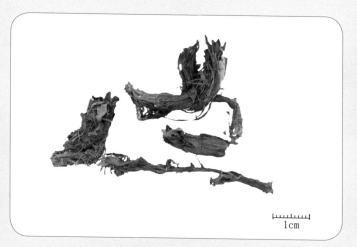

411

根略呈圆锥形，表面棕褐色，质松脆，断面粗糙，皮部常呈裂片状、木部黄白色。根茎上端有呈膜质片状或纤维状的茎叶残基。气特异。

专家批注：根单一或数条交结、分枝或并列。

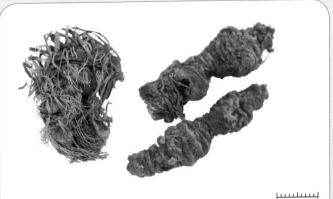

412

———

根茎表面暗棕色或灰褐色,有紧密隆起的环节;切面黄棕色或灰棕色,筋脉点断续排列成环。根细,有浅纵纹。气特异。

专家批注:有败酱味。

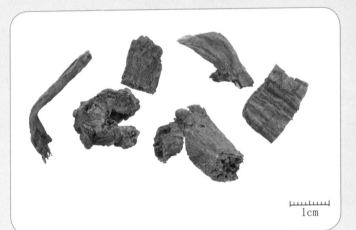

413

———

呈不规则扁平的段。表面棕黄色,有纵向纹理;切面暗褐色或淡黄褐色,中心多枯朽。

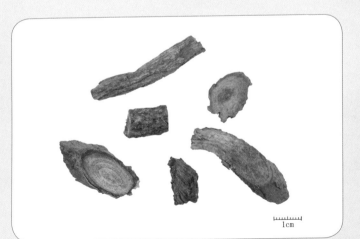

414

———

表面灰棕色或棕褐色,有纵皱纹、横向皮孔样突起及支根痕。质坚硬。切面类白色或淡黄色,纤维性。

415

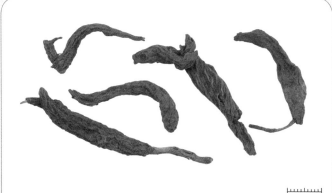

表面红褐色或棕红色，有扭曲的纵皱纹。质坚实。切面木部棕黄色。

416

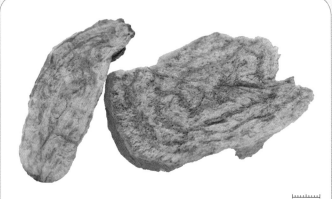

呈类圆形或长圆形片。外皮薄，易剥落。体轻，质脆。切面黄白色，有黄色不规则大理石样纹理或环纹。

专家批注：味辛辣麻舌。

417

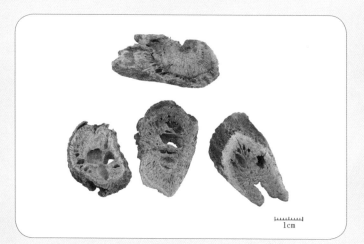

表面黄褐色或暗褐色。质脆。切面黄白色或黄色，散有裂隙及深黄色油点，木部有放射状纹理，有的中心呈腐朽状。

专家批注：气清香。

418

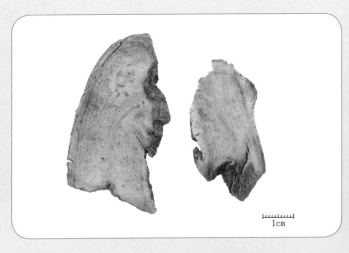

表面黄棕色或暗棕色，有纵皱纹。切面黄白色至浅灰黄色，散在油点。质坚硬。

419

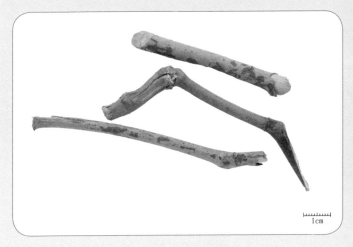

表面灰棕色，具细纵纹。外皮易剥落。皮部蓝灰色，木部灰蓝色至淡黄褐色，中央有髓。

专家批注：节膨大，切面不平坦。

420

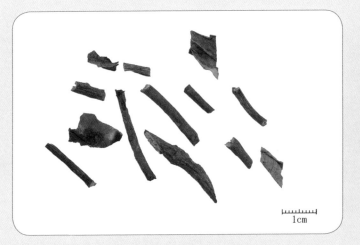

茎表面淡棕色或灰褐色，有纵纹，节膨大；切面黄绿色或黄棕色，中部有空隙。叶两面灰绿色至灰棕色。

421

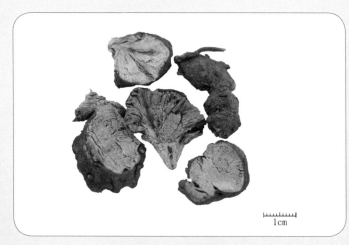

表面棕褐色，密布点状皮孔，并有凹陷的圆形根痕和残存须根。切面淡黄白色或淡棕红色，有放射状纹理。

422

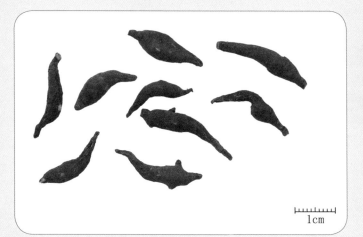

呈长纺锤形，两端尖细。表面棕褐色至棕黑色，膨大部位常有支根痕呈鱼鳍状突起。质硬而脆。断面类白色或灰褐色。

423

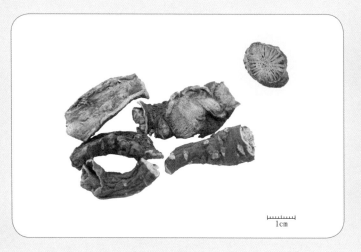

表面棕褐色，有黄白色皮孔样突起。切面类白色或黄白色，皮部狭窄，木部可见细密的放射状纹理。具烟草气。

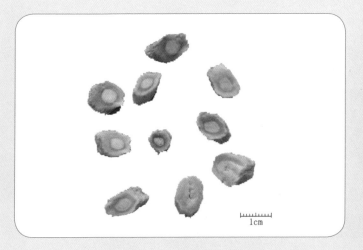

424

表面黄白色，光滑或有纵纹，有的具红棕色斑点。切面角质样，皮部黄白色，木部类白色，有的皮部易与木部剥离。

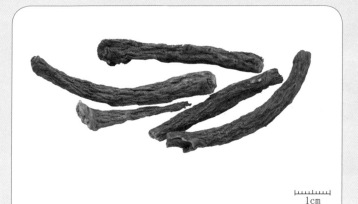

425

表面棕色至褐色，粗糙。切面灰白色至棕褐色，中部色较深。

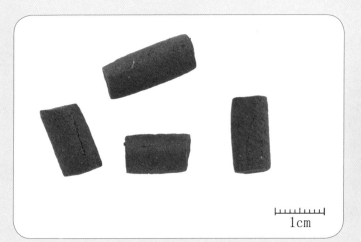

426

呈方块状或圆柱状。棕黄色、灰棕色或棕黑色。质硬。气微腥。

专家批注：味苦。

427

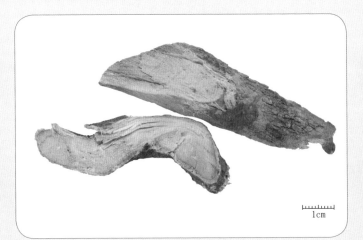

根和根茎：表面灰褐色，粗糙；切面黄白色，纤维性；气香特异。茎：老枝灰褐色，幼枝黄褐色、密生细刺；切面皮部薄，木部淡黄色，中心有髓。

428

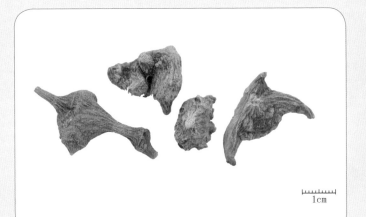

膨大部分呈类球形、扁球形或不规则菱角形。表面棕黄色或黄褐色，有疣状突起和皱纹。切面淡黄白色或黄棕色。质坚硬。

429

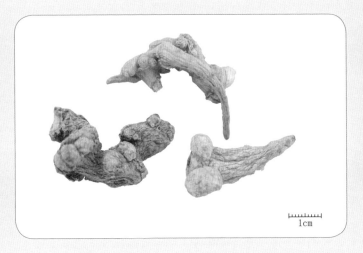

表面黄色或黄褐色，粗糙，有致密的纵皱纹，节明显。切面黄白色至淡黄棕色，黄色点状维管束排列成环。质硬。

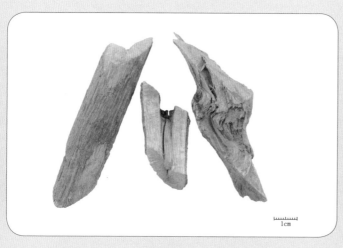

430

外皮灰棕色，有细皱纹，易剥落。质坚硬。切面不平坦，鲜黄色，稍显放射状纹理。

专家批注：髓部棕黄色。

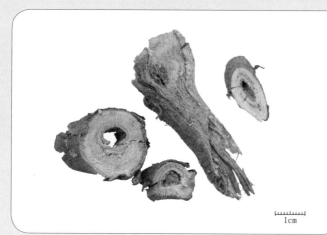

431

表面灰棕色至灰褐色。切面木部淡棕色，有的中间有数个同心环纹，髓部棕色或中空。纤维性。

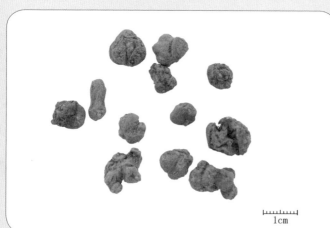

432

呈类球形、长圆形或不规则块状。表面灰黄色、暗绿色或黑褐色，有瘤状突起和细皱纹。质硬。

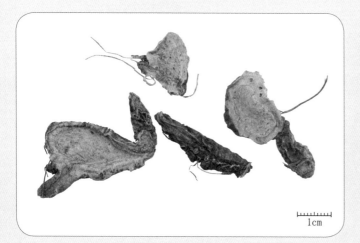

433

表面灰黄褐色或棕色，
常有须根痕及残存须根。
切面黄白色或黄棕色。
质松脆。

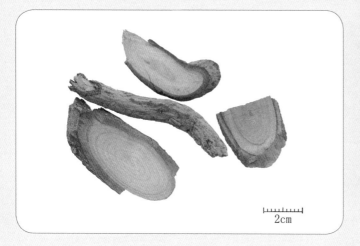

434

表面淡棕黄色或淡黄色。
切面皮部淡棕色，木部淡
黄色，可见同心性环纹和
密集的小孔。质坚硬。

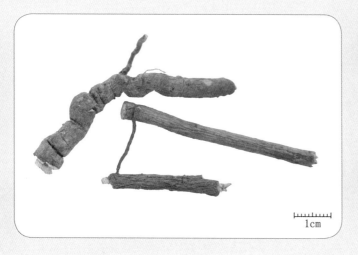

435

表面灰棕色或棕褐色。切
面黄白色，形成层明显，
皮部散在紫红色斑点。

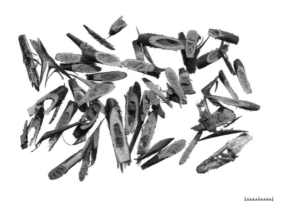

436

表面紫棕色或棕褐色，有尖细的刺端。切面木部黄白色，髓部疏松、淡红棕色。

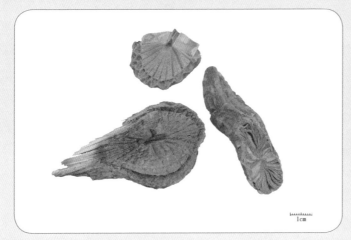

437

表面灰褐色至黄棕色，粗糙。切面黄色，有放射状纹理及导管孔，有时具裂隙。质硬。

专家批注：切面具有纤维性。

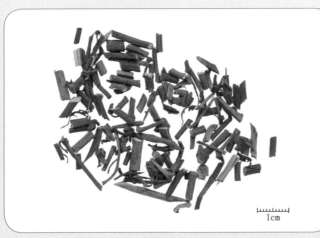

438

表面灰褐色或褐色，节膨大。切面木部灰黄色，导管孔多数，射线灰白色、放射状排列；髓部灰褐色。气香。

专家批注：有胡椒味。

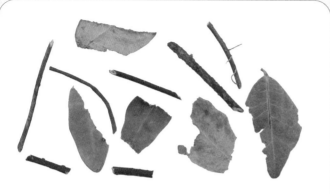

439

茎呈圆柱形；表面红褐色，具点状皮孔；切面黄白色，中空。叶全缘，略反卷。

专家批注：茎节上有不定根。

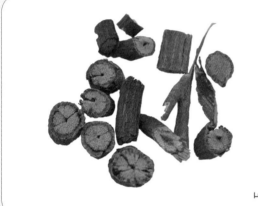

440

表面紫红色或紫褐色。切面皮部紫红色；木部黄白色或淡棕色，导管孔明显；髓部疏松，类白色。

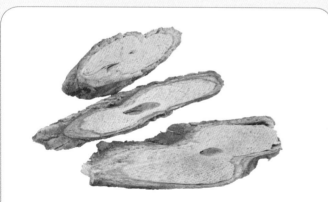

441

外皮灰褐色，松软、粗糙。切面常呈类"8"字形，皮部浅灰色，木部黄白色、密布针眼状细孔，髓部常中空。

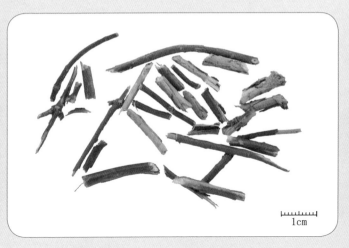

442

枝上多节。外皮棕红色或灰绿色，易脱落。切面黄白色，中空。质脆。

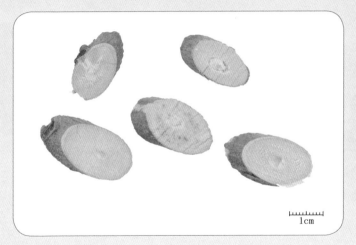

443

表面灰黄色或黄褐色，有点状皮孔。切面木部黄白色，射线放射状排列；髓部白色或黄白色。

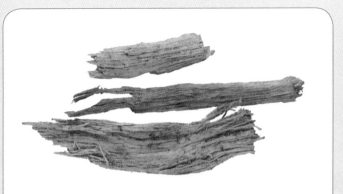

444

纵切面具纵直或扭曲纹理。横切面木部淡棕色，可见年轮环纹；髓部小，淡黄棕色。有松节油香气。

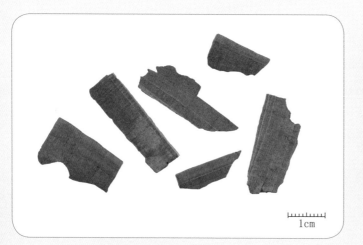

445

枝表面灰绿色，切面黄白色。翅状物表面灰褐色至暗棕红色，具细密纵纹或微波状弯曲纹理；切面棕黄色。

专家批注：质韧。

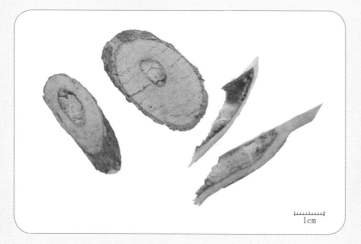

446

外皮灰褐色或灰黄色，粗糙，易剥落。切面皮部棕褐色；木部黄白色，射线呈放射状排列。质硬。气特异。

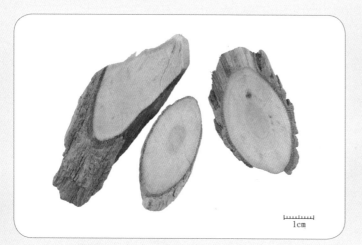

447

表面灰黄色至棕褐色。切面皮部棕褐色；木部黄色，可见数个同心性环纹及排列紧密的放射状纹理。质硬。

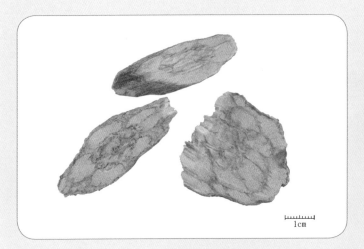

448

表面褐色。切面黄褐色或浅黄棕色，异型维管束呈花朵状或块状，导管呈点状。质坚硬。

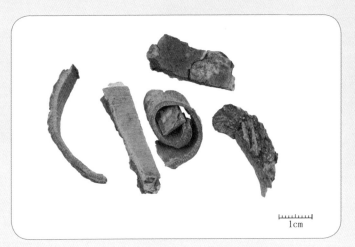

449

呈宽丝状。外表面灰褐色至紫褐色，具纵裂纹。内表面紫棕色，有细纵纹。切面略呈颗粒状。质坚硬。

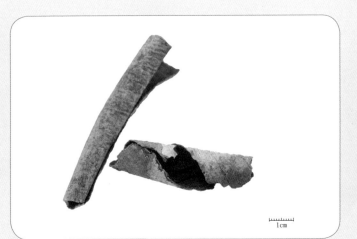

450

外表面灰白色至浅褐色，较粗糙，有横皱纹。内表面黄绿色、黄棕色或黑褐色，有细纵纹。质硬而脆。

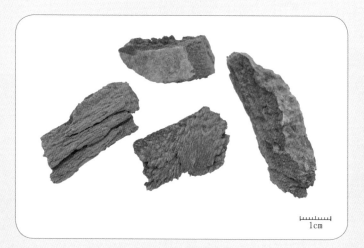

451

———

外表面灰棕色，粗皮易脱落，脱落处棕红色。内表面棕红色，具细纵皱纹。切面颗粒状。质松脆。

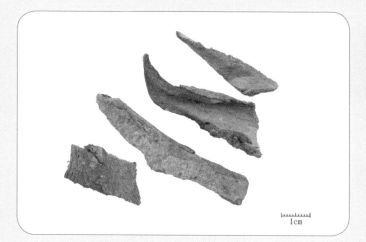

452

———

外表面灰黄色。内表面黄棕色至红棕色，具细纵纹。切面淡红棕色至红棕色，可层层剥离。

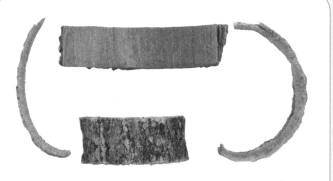

453

———

呈宽丝状。外表面灰褐色，具纵裂纹；内表面棕黄色，具细纵纹。切面裂片状。质硬而韧。

专家批注：表面有钉刺。

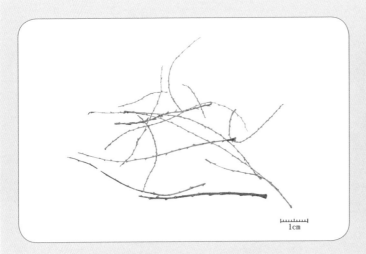

454

表面灰绿色或红褐色，
叶片常脱落而残留突起
的叶基；切面黄白色，
中心有髓。

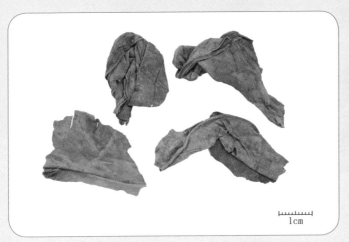

455

呈团状或长条状，皱缩。
表面黄褐色、黄绿色或
绿褐色，全缘，下表面
中脉突出，侧脉羽状。

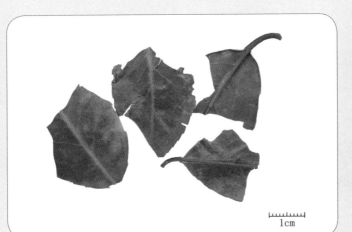

456

叶片基部楔形，边缘具
疏浅锯齿。上表面棕褐
色或灰绿色，下表面色
较浅。有叶柄。

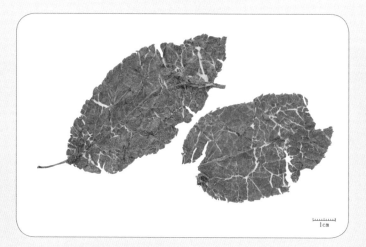

457

表面黄绿色或黄褐色，
边缘有锯齿，具短叶柄。
断面有少量银白色橡胶
丝相连。

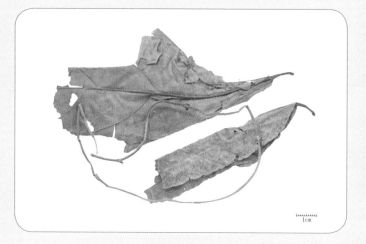

458

叶片表面黄绿色、绿褐
色或黄棕色，先端渐尖，
基部钝圆，边缘具细
齿；纸质。叶脉及叶柄
被柔毛。

专家批注：侧脉羽状，小
脉网状。

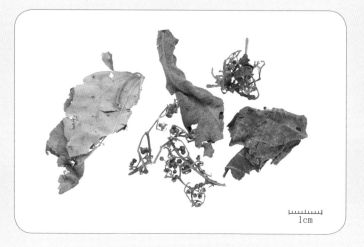

459

叶片上表面灰绿色或棕绿
色，被短柔毛；下表面淡
绿色或淡棕绿色，密被灰
白色绒毛。有叶柄。

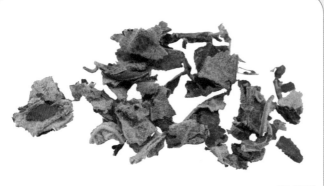

460

茎表面灰绿色或灰褐色，有细纵纹及黄白色皮孔，切面有类白色髓。叶片边缘具锯齿。

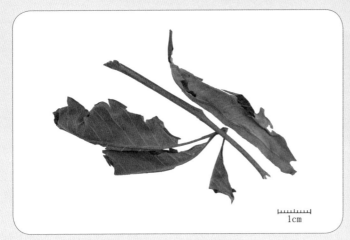

461

掌状复叶。叶片上表面绿色，下表面淡绿色，两面沿叶脉有短茸毛，边缘具粗锯齿。总叶柄密被灰白色茸毛，有浅沟槽。气芳香。

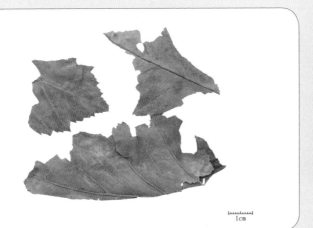

462

叶片绿色至棕黄色，边缘具尖锐重锯齿，先端渐尖。叶柄细长。

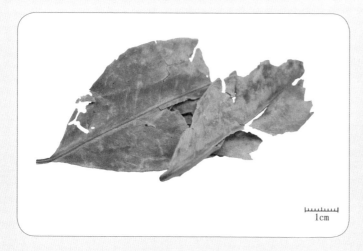

463

叶片上表面绿褐色，下表面淡黄绿色，边缘具疏锯齿，主脉淡黄色至浅褐色，侧脉羽状。有叶柄。气芳香。

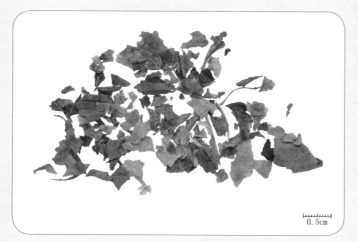

464

叶片暗绿色，上表面叶脉生刚毛，下表面叶脉隆起基部楔形，边缘具细锯齿及刚毛；纸质。气清香。

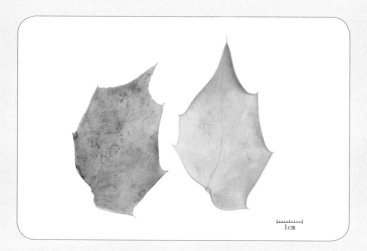

465

叶片上表面黄绿色或棕绿色，下表面黄绿色，先端渐尖而有刺，边缘有刺状锯齿。

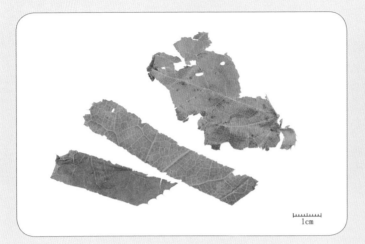

466

——

呈丝片状。叶片上表面黄绿色，下表面灰绿色，网状脉明显，边缘具刺齿。

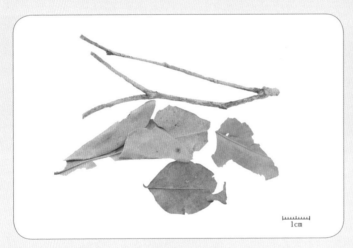

467

——

嫩枝表面灰褐色，具纵皱纹；质坚韧。叶片上表面黄绿色，有透明腺点；下表面浅黄绿色。气香。

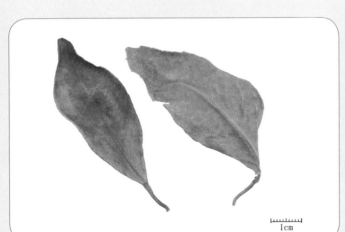

468

——

叶片表面灰绿色或黄绿色，对光透视可见众多透明的小腺点。有叶柄。气香。

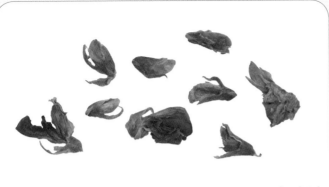

469

呈扁长形。花萼钟状，灰绿色，被白色或黄色茸毛，边缘深裂。花瓣淡蓝紫色或淡棕色。

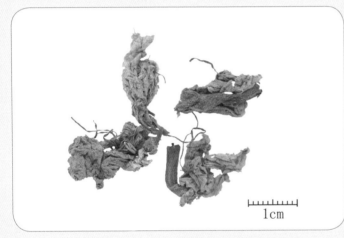

470

皱缩。灰黄色至黄褐色。花萼5裂，边缘有较长的细毛；花冠钟状，筒部较长；雄蕊5，花丝卷曲。

专家批注：气微香，味微麻，有毒。

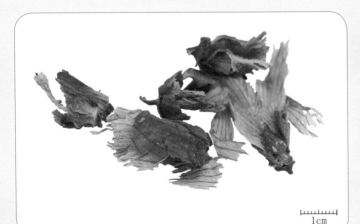

471

花瓣黄色，有放射状淡棕色纵纹，边缘浅波状。雄蕊柱头紫黑色。

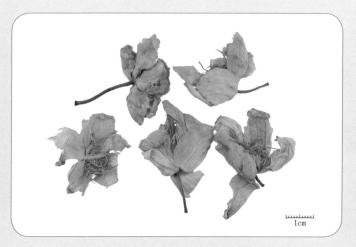

472

花萼金黄色，萼片花瓣状；花瓣橙黄色，多皱缩成线形；雄蕊多数，淡黄色。花梗灰绿色至棕褐色。气芳香。

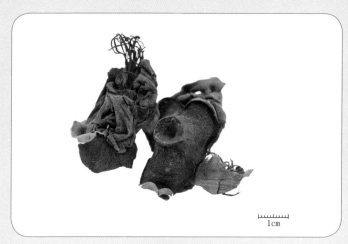

473

花萼杯状，厚革质，外表面棕褐色，内表面被棕黄色短绒毛。花瓣外表面浅棕黄色或浅棕褐色，密被星状毛；内表面紫棕色。雄蕊多数。

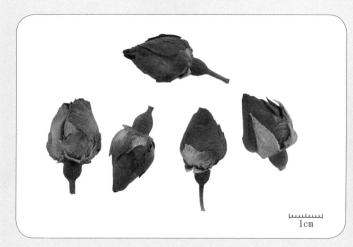

474

花托与花萼暗绿色。花瓣紫红色或淡紫红色，呈覆瓦状排列。雄蕊多数，黄色。气清香。

专家批注：花托长椭圆形或倒圆锥形。花萼反卷，萼片顶端微尖。

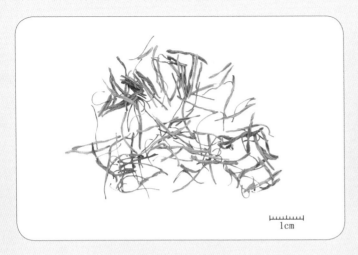

475

呈线形。花药扭转，淡黄色或棕黄色。花丝纤细，稍弯曲，淡紫色。

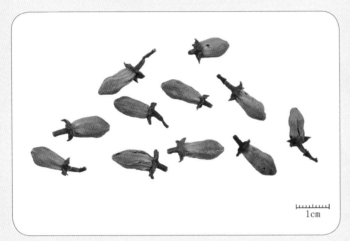

476

呈长卵形，先端稍膨大。花萼灰绿色，有油点；花瓣黄白色或灰黄色，覆瓦状排列，有油点和纵纹。有花梗。气香。

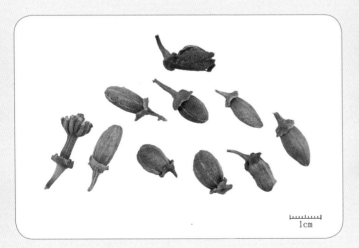

477

呈长椭圆形。花萼杯状或略呈五角形。花瓣外表面淡棕黄色，有棕褐色麻点。雄蕊多数，黄白色。有花梗。气香。

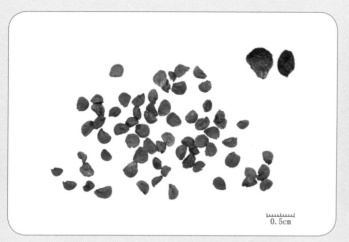

478

呈扁卵形或半卵形。表面黑色，一面有细密的网状皱纹，另一面微凹。质硬。气特异。

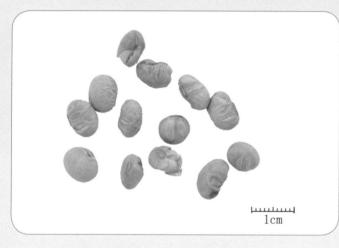

479

略呈肾形。表面黄色，一侧有明显的脐点。种皮易破裂或脱落；子叶2，黄色。

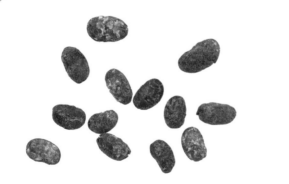

480

呈扁椭圆形。表面黑色，皱缩不平。质柔软。断面棕黑色。气香。

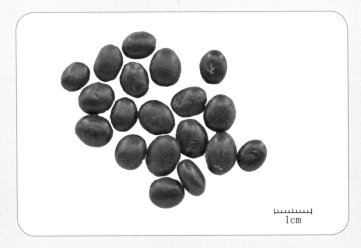

481

呈椭圆形或类球形。表面黑色或灰黑色，具光泽，一侧有淡黄白色种脐。子叶2，黄绿色或淡黄色。

1cm

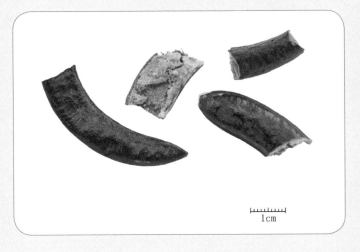

482

表面紫棕色或紫褐色，有细小疣状突起及线状或网状裂纹。质硬而脆。切面棕黄色，中间有疏松丝状物。

1cm

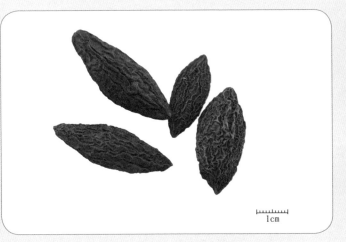

483

呈纺锤形，两端钝尖。表面棕黄色或黑褐色，有不规则皱纹。质硬。

1cm

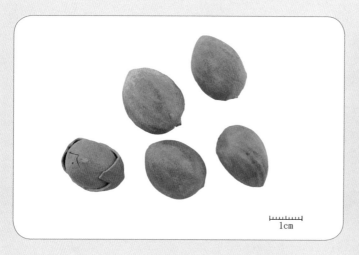

484

呈卵圆形。表面灰黄色
或淡黄棕色，有纵皱纹，
一端有椭圆形种脐。外
壳质硬而脆，破开后内
面红棕色。

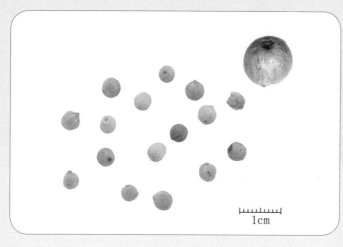

485

呈球形。表面灰白色、
淡黄白色或黑褐色，具
线状条纹或网状皱纹。
气芳香，味辛辣。

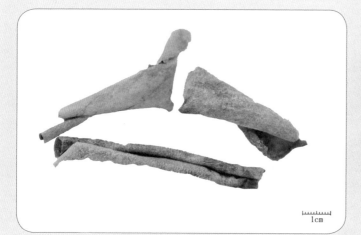

486

呈不规则的片，常向内卷
曲。外表面灰绿色或黄白
色，被有白霜，有的较光
滑不被白霜；内表面较粗
糙。体轻，质脆。

487

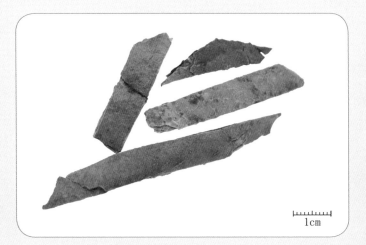

外表面橙红色或橙黄色，内表面黄白色。质较脆。具焦糖气。

488

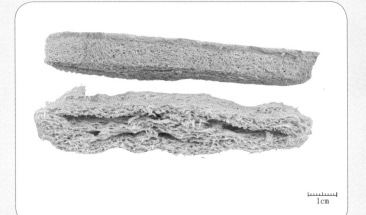

呈多层丝状纤维交织而成的网状，黄白色。体轻，质韧。

专家批注：维管束入药。

489

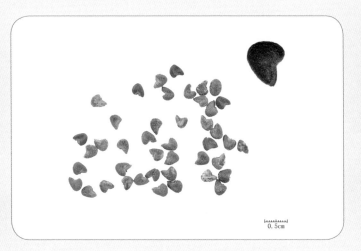

呈三角状肾形。表面灰黑色或暗褐色，有白色稀疏绒毛；凹陷处有淡棕色类椭圆状种脐，四周有放射状细纹。种皮硬。

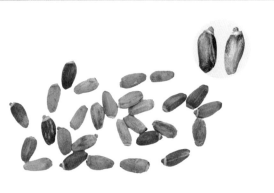

490

呈长倒卵形或椭圆形。表面淡灰棕色至黑褐色，光滑，有细纵花纹；顶端钝圆，有一圆环，中间具点状花柱残迹。质硬。

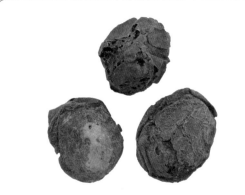

491

呈椭圆形或近卵形。表面黑褐色或棕褐色，具不规则的皱褶。果肉棕褐色，质硬而脆。果核近卵形，黄棕色，顶端有小孔。

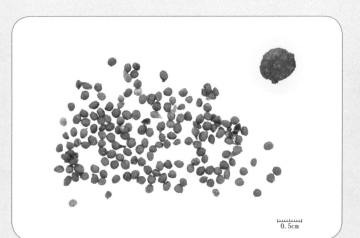

492

呈扁卵形或类球形。表面红棕色，有网状皱纹或颗粒状突起，一侧有棱。

493

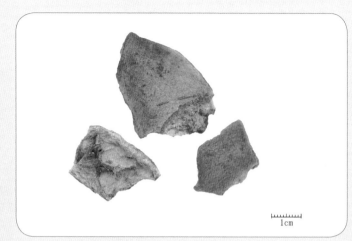

外表面红棕色、棕黄色或暗棕色，略有光泽，有多数疣状突起。内表面黄色或红棕色，有小凹坑及隔瓤残迹。切面黄色或鲜黄色。

1cm

494

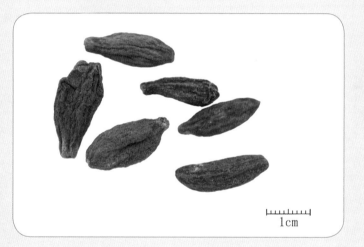

呈长卵形。表面黑褐色，具纵纹，下部有果梗痕。质坚硬。

1cm

495

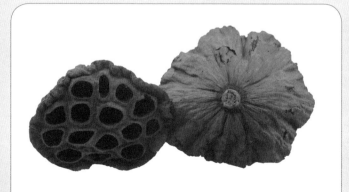

呈漏斗状。表面灰棕色至紫棕色，具细纵纹和皱纹；顶面有多数圆形孔穴，基部有花梗残基。质疏松。破碎面海绵样，棕色。

2cm

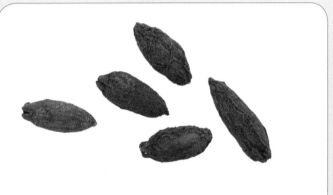

496

呈卵圆形或长椭圆形。表面黄棕色或褐棕色，有细皱纹；顶端有四个宿存萼片向内弯曲成钩状，基部有果梗痕。气香。

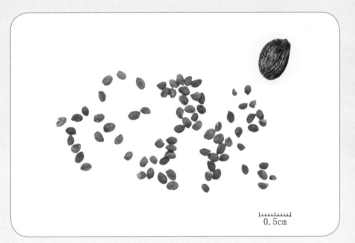

497

呈扁卵圆形。表面红褐色至暗褐色，具同心性隆起环纹。种皮薄而脆，种仁黄色。

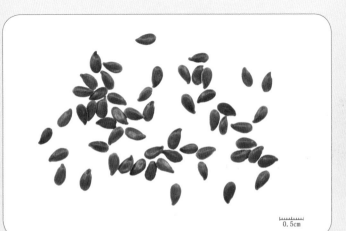

498

呈扁平卵圆形，一端尖而略偏斜，另端钝圆。表面红棕色或灰褐色，平滑，有光泽；种脐位于尖端的凹处，浅棕色种脊位于一侧边缘。

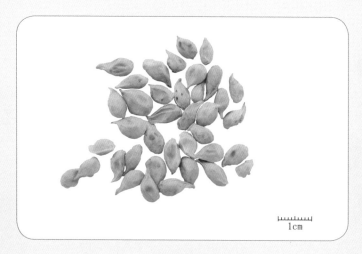

499

略呈卵形。表面淡黄白色或淡灰白色,光滑;一端钝圆,另端渐尖成小柄状。

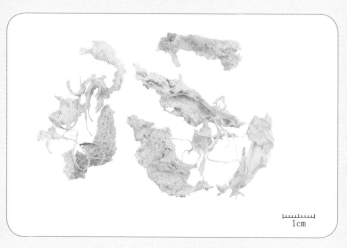

500

呈不整齐、松散的网络状。淡黄白色。体轻,质脆。气香。

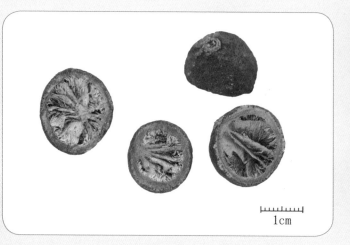

501

呈类圆形片或不规则丝状。外表面灰绿色或黑绿色,密生多数油点。类圆形片切面有淡棕色瓤囊,不规则丝状者内表面附筋络。气香。

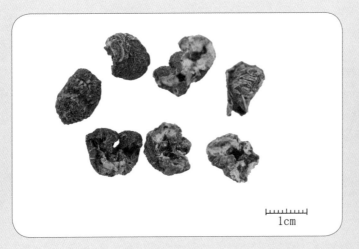

502

表面棕褐色或墨绿色，有浅黄色颗粒状突起，具皱纹；切面黄白色或棕色。

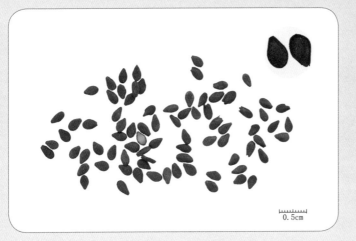

503

呈扁卵圆形，一端钝圆，另端尖。表面黑色。种皮薄；子叶白色，富油性。

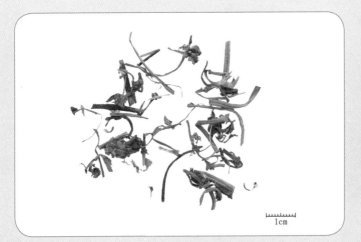

504

根细小，暗黄色。茎灰黄色或黄绿色，密被白色柔毛。叶绿褐色，边缘有波状粗齿。轮伞花序，花黄棕色。

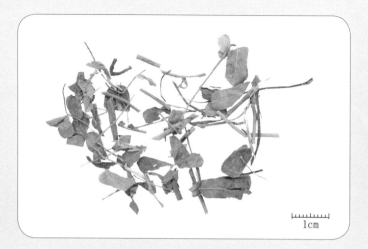

505

根灰棕色，有细纵纹。茎灰棕色至紫褐色。羽状复叶，多已脱落；小叶矩圆形，下表面被伏毛。

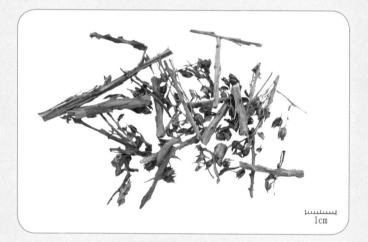

506

茎表面灰棕色，具多数突起的残留叶基，有明显的纵棱。叶灰绿色。圆锥花序穗状，小花白色或粉红色。

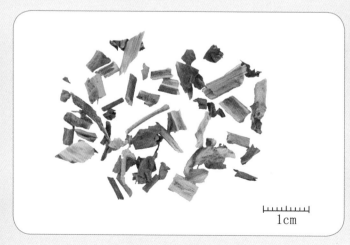

507

茎圆柱形；表面绿褐色或棕褐色，疏被短柔毛，有细纵纹；切面黄白色，髓部中空。叶片先端尖，基部抱茎。头状花序，冠毛白色。

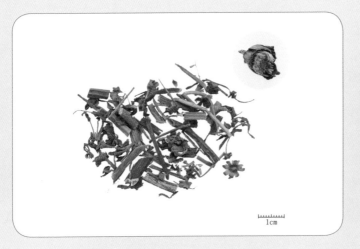

508

全体被白色茸毛。茎表面绿褐色或墨绿色，具纵棱；切面中空或有白色髓。叶片墨绿色，全缘或具浅锯齿。头状花序。

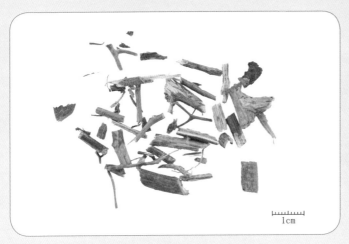

509

茎表面灰绿色、黄棕色或紫褐色，具纵棱，密被灰白色柔毛。叶片边缘有不规则锯齿，两面有细柔毛。头状花序，花黄色，冠毛白色。

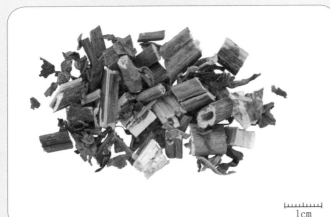

510

茎表面灰绿色、黄棕色或紫棕色，有纵沟和细纵纹，被灰色柔毛；切面髓部类白色。叶灰绿色，边缘有钝锯齿，两面皆具白色柔毛。

专家批注：茎略呈方柱形，髓中空。

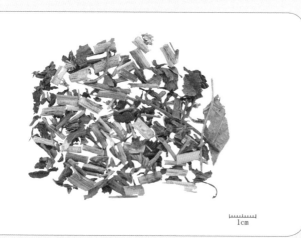

511

茎表面黄绿色或紫褐色，有纵棱，密被灰白色毛；切面纤维性，髓部白色。叶片绿褐色或黄绿色，两面被毛，边缘具疏锯齿。头状花序。

1cm

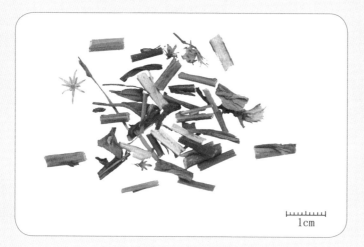

512

茎表面黄绿色、灰棕色或暗紫红色，有棱线；切面纤维性，有髓。头状花序排成总状，有3层苞片。瘦果细小，冠毛黄白色。

1cm

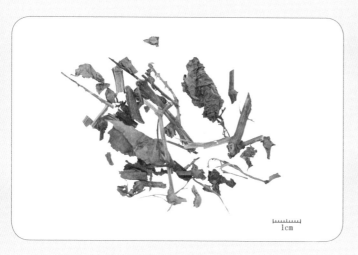

513

茎表面紫红色或紫棕色，有棱角，棱角上有倒生钩刺；切面黄白色，纤维性。叶片灰绿色至红棕色，下表面叶脉和叶柄均有倒生钩刺。

1cm

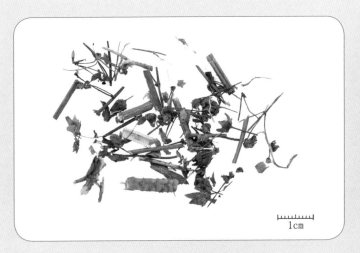

514

根表面黄色或黄褐色，切面类白色。茎表面黄绿色或黄棕色，切面中空。花冠淡蓝紫色或暗黄色，深裂，裂片内侧基部有长毛。蒴果椭圆形。

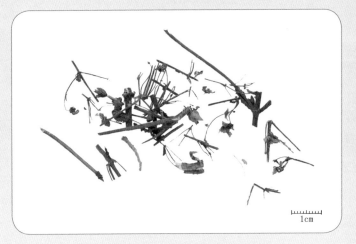

515

根表面黄色或黄棕色。茎四棱形，表面黄绿色或黄棕色，切面中空。花冠黄色，深裂，裂片卵状披针形。蒴果狭卵形，种子棕褐色。

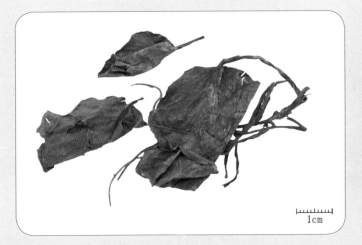

516

根茎细长。叶长卵圆形或近圆形，表面暗绿色或紫褐色，边缘略反卷。

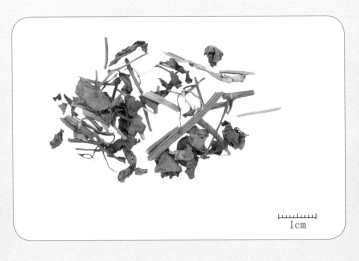

517

茎表面黄绿色或淡黄褐色，有纵棱及节。质脆。叶暗绿色或淡黄褐色。气清香。

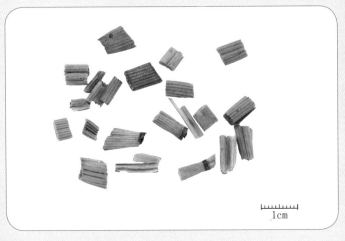

518

表面灰绿色或黄绿色，具多数纵棱，节明显，节上着生筒状黑棕色鳞叶。切面中空。

专家批注：横切面可见多数圆形的小空腔。

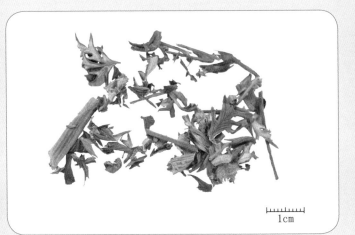

519

根表面黄棕色或暗褐色，有沟纹；切面灰白色或黄白色。叶片上表面暗绿色或灰绿色，下表面密被白色绒毛，边缘有粗锯齿。

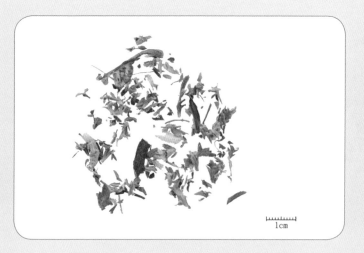

520

根外皮暗棕色，易呈片状剥落；切面射线呈放射状排列。叶片边缘羽状深裂，下表面和叶柄均密被灰白色绒毛。

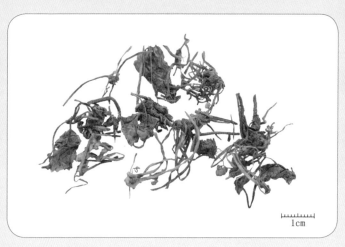

521

茎细，黄棕色，有细纵纹，可见节，节上常着生须状根。叶片灰绿色，边缘有粗钝齿。

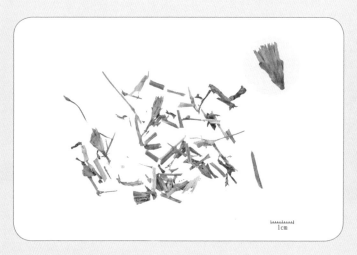

522

茎圆柱形，表面淡绿色或黄绿色；切面中空。花萼筒状。蒴果长筒形，与宿萼等长。

523

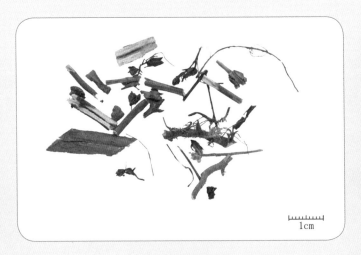

茎呈圆柱形，表面具纵棱。叶片散布透明或黑色的腺点。花黄色，花萼、花瓣边缘有黑色腺点。

524

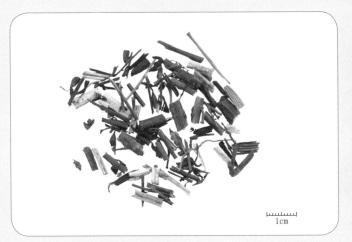

茎表面棕褐色或黑棕色，被短毛，有棱；切面黄白色，中空或有白色髓。花萼长筒状，黄棕色至黑棕色，有10条纵棱。蒴果棕黑色。

525

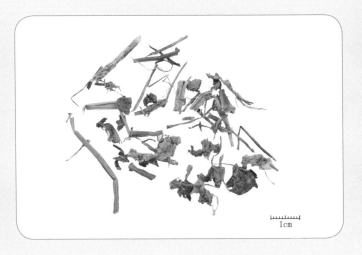

茎表面黄绿色至淡棕黄色，具纵棱；切面中部有髓。叶片黄绿色至棕黄色。总苞佛焰苞状，心形。

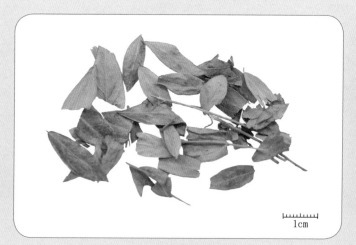

526

根表面黄褐色。茎表面淡棕色，被细柔毛。叶片呈卵形至卵状披针形；表面灰绿色或黄绿色，主脉及侧脉明显，全缘。花蝶形。

1cm

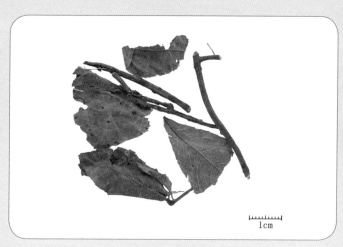

527

茎表面暗红棕色。叶灰绿色、棕褐色或浅红棕色，边缘具细锯齿。

1cm

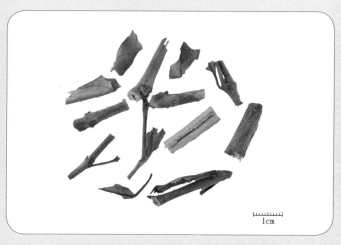

528

茎表面黄绿色、淡绿褐色或褐绿色，节膨大，质脆，断面黄白色。叶展平后呈条状披针形，全缘，叶脉略带紫色。

1cm

529

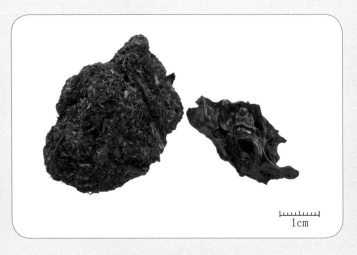

呈不规则块状。表面黑褐色或棕褐色，粗糙，有蜂窝状细小孔洞或呈颗粒状。质坚硬。具特殊臭气。

1cm

530

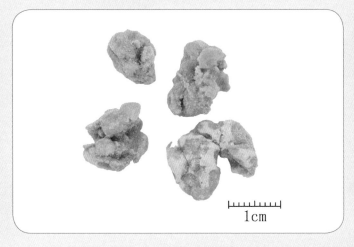

呈不规则块状。表面蜡黄色至棕黄色。具强烈而持久的蒜样特异臭气。

1cm

531

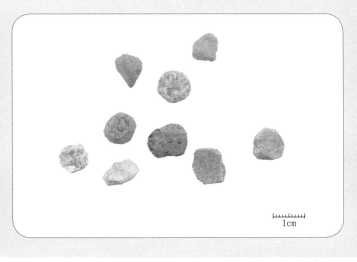

呈不规则的片块或颗粒。表面灰白色、灰蓝色或灰黄色，常附有粉尘，有的半透明、略带光泽。体轻，易破碎。吸湿性强。

1cm

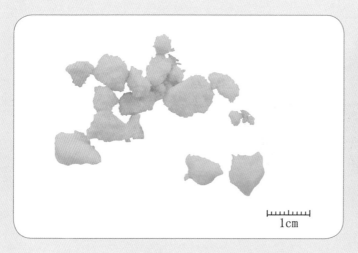

532

呈结晶性粉末，类白色至黄白色。气微，味咸。

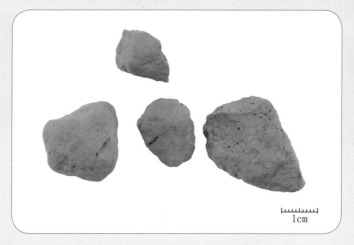

533

呈不规则块状或粉末。棕黄色至棕褐色。表面粗糙。指划易碎，并有粉末脱落。断面有蜂窝状小孔。具烟熏气。

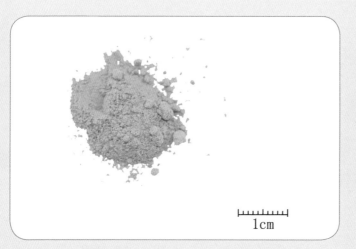

534

黄色疏松粉末。味苦，微甘。

535

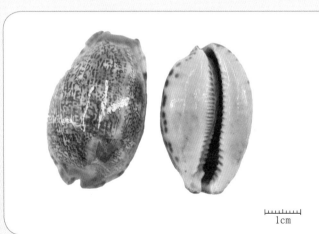

表面灰紫色或蓝白色，光滑，有光泽，具棕色与青灰色相间的网状斑纹。质坚硬。

536

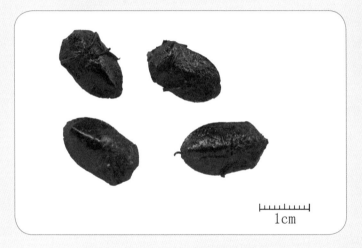

呈扁椭圆形。背部棕褐色或棕黑色，有翅；腹部棕红色至棕黑色。气特异。

537

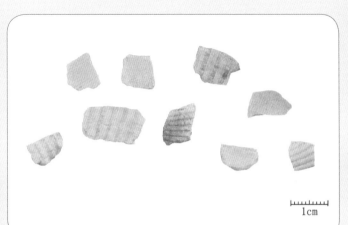

外表面可见放射肋呈瓦楞状；内表面白色，平滑。质坚硬。

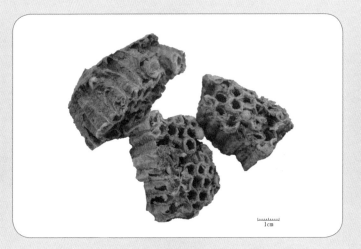

538

灰白色或灰褐色。一面有多数整齐的六角形房孔。体轻,质韧。

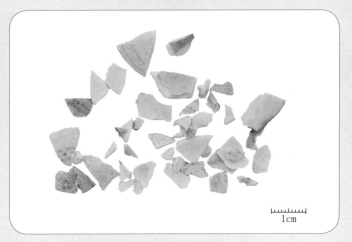

539

呈不规则碎片。外表面黄褐色或棕红色,可见同心生长纹;内表面白色。质坚硬。切面有层纹。

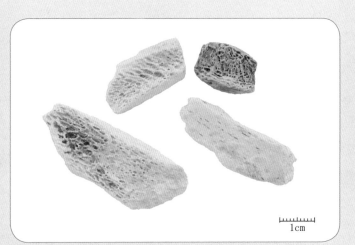

540

呈不规则块状。表面灰白色至灰褐色。体轻,质酥。断面外层白色或灰白色,较致密;内层灰褐色或灰黄色,有蜂窝状小孔。

541

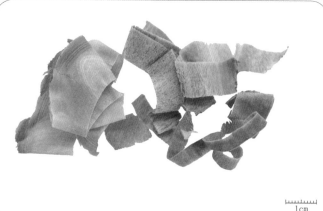

呈薄片状。表面棕黑色或灰黑色，有细纹理。质坚韧，有弹性。

专家批注：味腥。

542

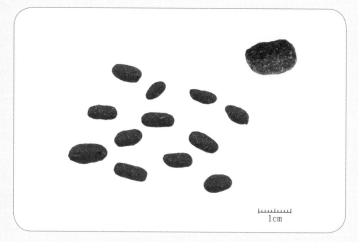

呈长椭圆形颗粒或不规则块状。表面褐棕色或灰棕色，有的具油润性光泽。断面不平坦。气腥臭。

543

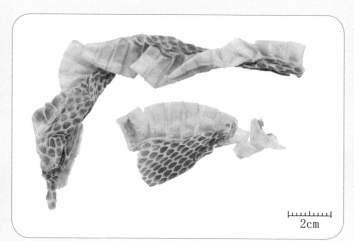

背部银灰色或淡灰棕色，鳞迹菱形或椭圆形；腹部乳白色或带黄色，长方形鳞迹覆瓦状排列。体轻。

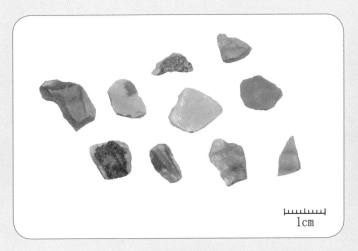

544

外表面黄
白色、淡黄褐色或灰白
色；内表面有彩色光泽。
破碎面显层纹。质硬。

1cm

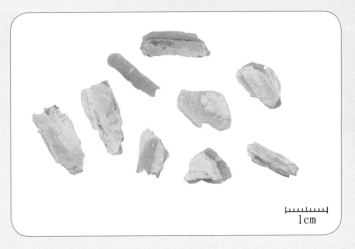

545

呈不规则碎块。表面浅
蓝灰色、暗棕色或黄白
色，有的可见釉质层。
质坚硬。具吸湿性。

1cm

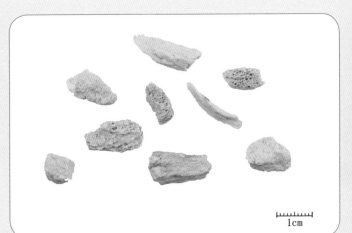

546

呈不规则块状。表面白
色、灰白色或黄白色，
有的可见蜂窝状小孔，
有的具蓝灰色及棕红色
花纹。质硬。具吸湿性。

1cm

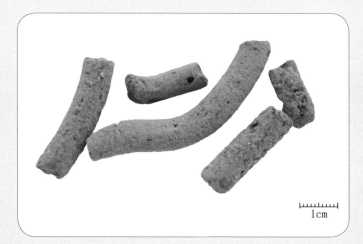

547

呈圆柱形的段。表面黄红色。质坚脆。断面不平坦。吸湿性强。

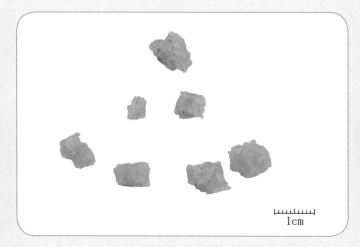

548

呈立方体或不规则多棱形。表面白色至灰白色，具玻璃样光泽，半透明。质硬。断面光亮。

专家批注：味咸，易潮解。

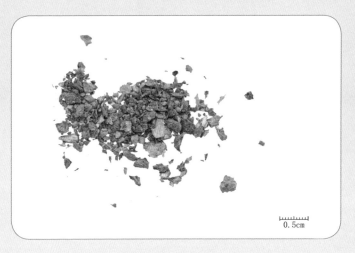

0.5cm

549

呈不规则碎块或碎片。
暗褐色或金黄色，具金
属样光泽。质酥。

专家批注：触之具滑腻感。

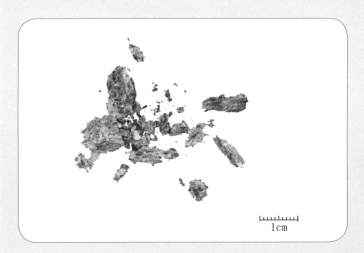

1cm

550

呈不规则碎块或碎片。青
黄绿色，具光泽。质软。

专家批注：具玻璃样光泽，
断面呈较明显的层片状。

中药饮片快速鉴定答案

二级品种

序号	中文名	药用部位类别	科（类）
001	海藻	藻菌类	马尾藻科
002	茯苓	藻菌类	多孔菌科
003	灵芝	藻菌类	多孔菌科
004	冬虫夏草	藻菌类	麦角菌科
005	百合	根及根茎类	百合科
006	川贝母	根及根茎类	百合科
007	黄精（酒黄精）	根及根茎类	百合科
008	麦冬	根及根茎类	百合科
009	玉竹	根及根茎类	百合科
010	丹参	根及根茎类	唇形科
011	黄芩	根及根茎类	唇形科
012	甘草	根及根茎类	豆科
013	葛根	根及根茎类	豆科
014	黄芪	根及根茎类	豆科
015	白茅根	根及根茎类	禾本科
016	芦根	根及根茎类	禾本科
017	干姜	根及根茎类	姜科
018	党参	根及根茎类	桔梗科
019	桔梗	根及根茎类	桔梗科
020	白术	根及根茎类	菊科
021	天麻	根及根茎类	兰科
022	大黄	根及根茎类	蓼科
023	何首乌	根及根茎类	蓼科
024	白芍	根及根茎类	毛茛科
025	黄连	根及根茎类	毛茛科

续表

序号	中文名	药用部位类别	科（类）
026	白芷	根及根茎类	伞形科
027	柴胡	根及根茎类	伞形科
028	川芎	根及根茎类	伞形科
029	当归	根及根茎类	伞形科
030	防风	根及根茎类	伞形科
031	板蓝根	根及根茎类	十字花科
032	太子参	根及根茎类	石竹科
033	山药	根及根茎类	薯蓣科
034	半夏	根及根茎类	天南星科
035	清半夏	根及根茎类	天南星科
036	姜半夏	根及根茎类	天南星科
037	法半夏	根及根茎类	天南星科
038	人参	根及根茎类	五加科
039	红参	根及根茎类	五加科
040	西洋参	根及根茎类	五加科
041	三七	根及根茎类	五加科
042	牛膝	根及根茎类	苋科
043	地黄	根及根茎类	玄参科
044	熟地黄	根及根茎类	玄参科
045	沉香	茎木类	瑞香科
046	檀香	茎木类	檀香科
047	桂枝	茎木类	樟科
048	杜仲	皮类	杜仲科
049	厚朴	皮类	木兰科
050	黄柏	皮类	芸香科
051	肉桂	皮类	樟科
052	紫苏叶	叶类	唇形科

续表

序号	中文名	药用部位类别	科（类）
053	番泻叶	叶类	豆科
054	艾叶	叶类	菊科
055	桑叶	叶类	桑科
056	大青叶	叶类	十字花科
057	银杏叶	叶类	银杏科
058	槐花	花类	豆科
059	槐米	花类	豆科
060	红花	花类	菊科
061	菊花	花类	菊科
062	野菊花	花类	菊科
063	辛夷	花类	木兰科
064	玫瑰花	花类	蔷薇科
065	金银花	花类	忍冬科
066	丁香	花类	桃金娘科
067	西红花	花类	鸢尾科
068	车前子	果实及种子类	车前科
069	巴豆	果实及种子类	大戟科
070	决明子	果实及种子类	豆科
071	薏苡仁	果实及种子类	禾本科
072	罗汉果	果实及种子类	葫芦科
073	草果	果实及种子类	姜科
074	砂仁	果实及种子类	姜科
075	苍耳子	果实及种子类	菊科
076	牛蒡子	果实及种子类	菊科
077	马钱子	果实及种子类	马钱科
078	五味子	果实及种子类	木兰科
079	连翘	果实及种子类	木犀科

续表

序号	中文名	药用部位类别	科（类）
080	栀子	果实及种子类	茜草科
081	覆盆子	果实及种子类	蔷薇科
082	苦杏仁	果实及种子类	蔷薇科
083	焯苦杏仁	果实及种子类	蔷薇科
084	桃仁	果实及种子类	蔷薇科
085	焯桃仁	果实及种子类	蔷薇科
086	木瓜	果实及种子类	蔷薇科
087	山楂	果实及种子类	蔷薇科
088	炒山楂	果实及种子类	蔷薇科
089	焦山楂	果实及种子类	蔷薇科
090	乌梅	果实及种子类	蔷薇科
091	枸杞子	果实及种子类	茄科
092	煨肉豆蔻	果实及种子类	肉豆蔻科
093	小茴香	果实及种子类	伞形科
094	桑椹	果实及种子类	桑科
095	芥子（炒芥子）	果实及种子类	十字花科
096	王不留行	果实及种子类	石竹科
097	酸枣仁	果实及种子类	鼠李科
098	莲子	果实及种子类	睡莲科
099	龙眼肉	果实及种子类	无患子科
100	胖大海	果实及种子类	梧桐科
101	牵牛子	果实及种子类	旋花科
102	白果	果实及种子类	银杏科
103	陈皮	果实及种子类	芸香科
104	槟榔	果实及种子类	棕榈科
105	车前草	全草类	车前科
106	薄荷	全草类	唇形科

续表

序号	中文名	药用部位类别	科（类）
107	夏枯草	全草类	唇形科
108	益母草	全草类	唇形科
109	紫花地丁	全草类	堇菜科
110	蒲公英	全草类	菊科
111	青蒿	全草类	菊科
112	穿心莲	全草类	爵床科
113	石斛	全草类	兰科
114	麻黄	全草类	麻黄科
115	马齿苋	全草类	马齿苋科
116	鱼腥草	全草类	三白草科
117	冰片	其他类	
118	僵蚕	动物类	蚕蛾科
119	蝉蜕	动物类	蝉科
120	海马	动物类	海龙科
121	地龙	动物类	钜蚓科
122	鹿茸	动物类	鹿科
123	阿胶	动物类	马科
124	牡蛎	动物类	牡蛎科
125	全蝎	动物类	钳蝎科
126	蜈蚣	动物类	蜈蚣科
127	珍珠	动物类	珍珠贝科或蚌科
128	滑石粉	矿物类	硅酸盐类
129	朱砂	矿物类	硫化物类
130	石膏	矿物类	硫酸盐类

四级品种

序号	中文名	药用部位类别	科（类）
131	昆布	藻菌类	海带科
132	雷丸	藻菌类	白蘑科
133	猪苓	藻菌类	多孔菌科
134	百部（蜜百部）	根及根茎类	百部科
135	浙贝母	根及根茎类	百合科
136	湖北贝母	根及根茎类	百合科
137	土贝母	根及根茎类	葫芦科
138	山麦冬	根及根茎类	百合科
139	天冬	根及根茎类	百合科
140	土茯苓	根及根茎类	百合科
141	菝葜	根及根茎类	百合科
142	知母	根及根茎类	百合科
143	重楼	根及根茎类	百合科
144	狗脊	根及根茎类	蚌壳蕨科
145	续断	根及根茎类	川续断科
146	巴戟天	根及根茎类	薜科
147	甘遂	根及根茎类	大戟科
148	粉葛	根及根茎类	豆科
149	苦参	根及根茎类	豆科
150	山豆根	根及根茎类	豆科
151	北豆根	根及根茎类	防己科
152	防己	根及根茎类	防己科
153	金果榄	根及根茎类	防己科
154	三棱	根及根茎类	黑三棱科
155	天花粉	根及根茎类	葫芦科

序号	中文名	药用部位类别	科（类）
156	常山	根及根茎类	虎耳草科
157	莪术	根及根茎类	姜科
158	高良姜	根及根茎类	姜科
159	姜黄	根及根茎类	姜科
160	片姜黄	根及根茎类	姜科
161	炮姜	根及根茎类	姜科
162	山奈	根及根茎类	姜科
163	郁金	根及根茎类	姜科
164	红景天	根及根茎类	景天科
165	南沙参	根及根茎类	桔梗科
166	苍术	根及根茎类	菊科
167	漏芦	根及根茎类	菊科
168	木香	根及根茎类	菊科
169	紫菀	根及根茎类	菊科
170	白及	根及根茎类	兰科
171	山慈菇	根及根茎类	兰科
172	虎杖	根及根茎类	蓼科
173	拳参	根及根茎类	蓼科
174	绵马贯众	根及根茎类	鳞毛蕨科
175	龙胆	根及根茎类	龙胆科
176	秦艽	根及根茎类	龙胆科
177	白前	根及根茎类	萝藦科
178	白薇	根及根茎类	萝藦科
179	徐长卿	根及根茎类	萝藦科
180	麻黄根	根及根茎类	麻黄科

序号	中文名	药用部位类别	科（类）
181	细辛	根及根茎类	马兜铃科
182	白头翁	根及根茎类	毛茛科
183	赤芍	根及根茎类	毛茛科
184	白附片	根及根茎类	毛茛科
185	黑顺片	根及根茎类	毛茛科
186	盐附子	根及根茎类	毛茛科
187	猫爪草	根及根茎类	毛茛科
188	升麻	根及根茎类	毛茛科
189	天葵子	根及根茎类	毛茛科
190	威灵仙	根及根茎类	毛茛科
191	制川乌	根及根茎类	毛茛科
192	制草乌	根及根茎类	毛茛科
193	白蔹	根及根茎类	葡萄科
194	茜草	根及根茎类	茜草科
195	地榆	根及根茎类	蔷薇科
196	北沙参	根及根茎类	伞形科
197	独活	根及根茎类	伞形科
198	藁本	根及根茎类	伞形科
199	前胡	根及根茎类	伞形科
200	羌活	根及根茎类	伞形科
201	香附	根及根茎类	莎草科
202	商陆	根及根茎类	商陆科
203	金铁锁	根及根茎类	石竹科
204	银柴胡	根及根茎类	石竹科
205	穿山龙	根及根茎类	薯蓣科

续表

序号	中文名	药用部位类别	科（类）
206	粉萆薢	根及根茎类	薯蓣科
207	绵萆薢	根及根茎类	薯蓣科
208	骨碎补（烫骨碎补）	根及根茎类	水龙骨科
209	藕节	根及根茎类	睡莲科
210	白附子	根及根茎类	天南星科
211	千年健	根及根茎类	天南星科
212	石菖蒲	根及根茎类	天南星科
213	天南星	根及根茎类	天南星科
214	川牛膝	根及根茎类	苋科
215	胡黄连	根及根茎类	玄参科
216	玄参	根及根茎类	玄参科
217	延胡索	根及根茎类	罂粟科
218	射干	根及根茎类	鸢尾科
219	远志	根及根茎类	远志科
220	泽泻	根及根茎类	泽泻科
221	乌药	根及根茎类	樟科
222	紫草	根及根茎类	紫草科
223	紫苏梗	茎木类	唇形科
224	灯心草	茎木类	灯心草科
225	鸡血藤	茎木类	豆科
226	降香	茎木类	豆科
227	苏木	茎木类	豆科
228	青风藤	茎木类	防己科
229	竹茹	茎木类	禾本科
230	小通草	茎木类	旌节花科或山茱萸科

序号	中文名	药用部位类别	科（类）
231	川木通	茎木类	毛茛科
232	木通	茎木类	木通科
233	大血藤	茎木类	木通科
234	钩藤	茎木类	茜草科
235	桑寄生	茎木类	桑寄生科
236	槲寄生	茎木类	桑寄生科
237	通草	茎木类	五加科
238	合欢皮	皮类	豆科
239	椿皮（麸炒椿皮）	皮类	苦木科
240	苦楝皮	皮类	楝科
241	香加皮	皮类	萝藦科
242	牡丹皮	皮类	毛茛科
243	秦皮	皮类	木犀科
244	地骨皮	皮类	茄科
245	桑白皮	皮类	桑科
246	五加皮	皮类	五加科
247	白鲜皮	皮类	芸香科
248	关黄柏	皮类	芸香科
249	侧柏叶	叶类	柏科
250	枸骨叶	叶类	冬青科
251	罗布麻叶	叶类	夹竹桃科
252	蓼大青叶	叶类	蓼科
253	枇杷叶	叶类	蔷薇科
254	石韦	叶类	水龙骨科
255	荷叶	叶类	睡莲科

续表

序号	中文名	药用部位类别	科（类）
256	淫羊藿	叶类	小檗科
257	合欢花	花类	豆科
258	谷精草	花类	谷精草科
259	款冬花	花类	菊科
260	旋覆花	花类	菊科
261	密蒙花	花类	马钱科
262	厚朴花	花类	木兰科
263	梅花	花类	蔷薇科
264	洋金花	花类	茄科
265	山银花	花类	忍冬科
266	芫花	花类	瑞香科
267	柿蒂	花类	柿树科
268	松花粉	花类	松科
269	蒲黄	花类	香蒲科
270	鸡冠花	花类	苋科
271	凌霄花	花类	紫葳科
272	柏子仁	果实及种子类	柏科
273	茺蔚子	果实及种子类	唇形科
274	紫苏子（炒紫苏子）	果实及种子类	唇形科
275	蓖麻子	果实及种子类	大戟科
276	千金子	果实及种子类	大戟科
277	白扁豆	果实及种子类	豆科
278	补骨脂（盐补骨脂）	果实及种子类	豆科
279	赤小豆	果实及种子类	豆科
280	大皂角	果实及种子类	豆科

续表

序号	中文名	药用部位类别	科（类）
281	刀豆	果实及种子类	豆科
282	胡芦巴（盐胡芦巴）	果实及种子类	豆科
283	槐角	果实及种子类	豆科
284	沙苑子	果实及种子类	豆科
285	急性子	果实及种子类	凤仙花科
286	稻芽	果实及种子类	禾本科
287	谷芽	果实及种子类	禾本科
288	麦芽	果实及种子类	禾本科
289	荜茇	果实及种子类	胡椒科
290	瓜蒌	果实及种子类	葫芦科
291	瓜蒌子	果实及种子类	葫芦科
292	木鳖子	果实及种子类	葫芦科
293	甜瓜子	果实及种子类	葫芦科
294	蒺藜	果实及种子类	蒺藜科
295	草豆蔻	果实及种子类	姜科
296	豆蔻	果实及种子类	姜科
297	红豆蔻	果实及种子类	姜科
298	益智	果实及种子类	姜科
299	路路通	果实及种子类	金缕梅科
300	鸦胆子	果实及种子类	苦木科
301	地肤子	果实及种子类	藜科
302	川楝子	果实及种子类	楝科
303	水红花子	果实及种子类	蓼科
304	蔓荆子	果实及种子类	马鞭草科
305	马兜铃（蜜马兜铃）	果实及种子类	马兜铃科

续表

序号	中文名	药用部位类别	科（类）
306	八角茴香	果实及种子类	木兰科
307	南五味子	果实及种子类	木兰科
308	预知子	果实及种子类	木通科
309	女贞子	果实及种子类	木犀科
310	娑罗子	果实及种子类	七叶树科
311	金樱子肉	果实及种子类	蔷薇科
312	郁李仁	果实及种子类	蔷薇科
313	锦灯笼	果实及种子类	茄科
314	天仙子	果实及种子类	茄科
315	南鹤虱	果实及种子类	伞形科
316	蛇床子	果实及种子类	伞形科
317	火麻仁	果实及种子类	桑科
318	山茱萸	果实及种子类	山茱萸科
319	莱菔子	果实及种子类	十字花科
320	葶苈子	果实及种子类	十字花科
321	诃子	果实及种子类	使君子科
322	使君子	果实及种子类	使君子科
323	大枣	果实及种子类	鼠李科
324	莲子心	果实及种子类	睡莲科
325	麸炒芡实	果实及种子类	睡莲科
326	荔枝核	果实及种子类	无患子科
327	青葙子	果实及种子类	苋科
328	菟丝子	果实及种子类	旋花科
329	佛手	果实及种子类	芸香科
330	花椒	果实及种子类	芸香科

序号	中文名	药用部位类别	科（类）
331	化橘红	果实及种子类	芸香科
332	吴茱萸	果实及种子类	芸香科
333	香橼	果实及种子类	芸香科
334	枳壳	果实及种子类	芸香科
335	枳实	果实及种子类	芸香科
336	荜澄茄	果实及种子类	樟科
337	木蝴蝶	果实及种子类	紫葳科
338	大腹皮	果实及种子类	棕榈科
339	金钱草	全草类	报春花科
340	半枝莲	全草类	唇形科
341	广藿香	全草类	唇形科
342	荆芥	全草类	唇形科
343	荆芥穗	全草类	唇形科
344	香薷	全草类	唇形科
345	泽兰	全草类	唇形科
346	地锦草	全草类	大戟科
347	广金钱草	全草类	豆科
348	浮萍	全草类	浮萍科
349	淡竹叶	全草类	禾本科
350	肿节风	全草类	金粟兰科
351	垂盆草	全草类	景天科
352	半边莲	全草类	桔梗科
353	大蓟	全草类	菊科
354	小蓟	全草类	菊科
355	鹅不食草	全草类	菊科

续表

序号	中文名	药用部位类别	科（类）
356	佩兰	全草类	菊科
357	天山雪莲	全草类	菊科
358	茵陈	全草类	菊科
359	卷柏	全草类	卷柏科
360	铁皮石斛	全草类	兰科
361	萹蓄	全草类	蓼科
362	肉苁蓉（酒苁蓉）	全草类	列当科
363	马鞭草	全草类	马鞭草科
364	老鹳草	全草类	牻牛儿苗科
365	白花蛇舌草	全草类	茜草科
366	仙鹤草	全草类	蔷薇科
367	伸筋草	全草类	石松科
368	锁阳	全草类	锁阳科
369	白屈菜	全草类	罂粟科
370	苦地丁	全草类	罂粟科
371	安息香	树脂类	安息香科
372	乳香	树脂类	橄榄科
373	没药	树脂类	橄榄科
374	血竭	树脂类	棕榈科
375	芦荟	其他类	百合科
376	儿茶	其他类	豆科
377	海金沙	其他类	海金沙科
378	青黛	其他类	爵床科、蓼科或十字花科
379	五倍子	其他类	漆树科
380	血余炭	其他类	

续表

序号	中文名	药用部位类别	科（类）
381	煅石决明	动物类	鲍科
382	蛤蚧	动物类	壁虎科
383	醋龟甲	动物类	龟科
384	醋鳖甲	动物类	鳖科
385	土鳖虫	动物类	鳖蠊科
386	蕲蛇	动物类	蝰科
387	金钱白花蛇	动物类	眼镜蛇科
388	乌梢蛇	动物类	游蛇科
389	醋穿山甲	动物类	鲮鲤科
390	水蛭	动物类	水蛭科
391	桑螵蛸	动物类	螳螂科
392	海螵蛸	动物类	乌贼科
393	鸡内金	动物类	雉科
394	紫石英	矿物类	氟化物类
395	雄黄	矿物类	硫化物类
396	自然铜	矿物类	硫化物类
397	白矾	矿物类	硫酸盐类
398	胆矾	矿物类	硫酸盐类
399	芒硝	矿物类	硫酸盐类
400	玄明粉	矿物类	硫酸盐类
401	硼砂	矿物类	硼酸盐类
402	炉甘石	矿物类	碳酸盐类
403	磁石	矿物类	氧化物类
404	赭石	矿物类	氧化物类
405	硫黄	矿物类	自然元素类

六级品种

序号	中文名	药用部位类别	科（类）
406	马勃	藻菌类	灰包科
407	松萝	地衣类	松萝科
408	平贝母	根及根茎类	百合科
409	伊贝母	根及根茎类	百合科
410	薤白	根及根茎类	百合科
411	甘松	根及根茎类	败酱科
412	蜘蛛香	根及根茎类	败酱科
413	独一味	根及根茎类	唇形科
414	京大戟	根及根茎类	大戟科
415	红大戟	根及根茎类	茜草科
416	狼毒	根及根茎类	大戟科
417	川木香	根及根茎类	菊科
418	土木香	根及根茎类	菊科
419	南板蓝根	根及根茎类	爵床科
420	石吊兰	根及根茎类	苦苣苔科
421	金荞麦	根及根茎类	蓼科
422	两头尖	根及根茎类	毛茛科
423	华山参	根及根茎类	茄科
424	明党参	根及根茎类	伞形科
425	仙茅	根及根茎类	石蒜科
426	胆南星	根及根茎类	天南星科
427	刺五加	根及根茎类	五加科
428	珠子参	根及根茎类	五加科
429	竹节参	根及根茎类	五加科
430	三颗针	根及根茎类	小檗科

序号	中文名	药用部位类别	科（类）
431	苎麻根	根及根茎类	荨麻科
432	夏天无	根及根茎类	罂粟科
433	川射干	根及根茎类	鸢尾科
434	两面针	根及根茎类	芸香科
435	朱砂根	根及根茎类	紫金牛科
436	皂角刺	茎木类	豆科
437	黄藤	茎木类	防己科
438	海风藤	茎木类	胡椒科
439	络石藤	茎木类	夹竹桃科
440	首乌藤	茎木类	蓼科
441	通关藤	茎木类	萝藦科
442	忍冬藤	茎木类	忍冬科
443	桑枝	茎木类	桑科
444	油松节	茎木类	松科
445	鬼箭羽	茎木类	卫矛科
446	南蛇藤	茎木类	卫矛科
447	功劳木	茎木类	小檗科
448	丁公藤	茎木类	旋花科
449	紫荆皮	皮类	大戟科
450	救必应	皮类	冬青科
451	地枫皮	皮类	木兰科
452	土荆皮	皮类	松科
453	海桐皮	皮类	芸香科
454	西河柳	叶类	柽柳科
455	龙脷叶	叶类	大戟科

续表

序号	中文名	药用部位类别	科（类）
456	四季青	叶类	冬青科
457	杜仲叶	叶类	杜仲科
458	布渣叶	叶类	椴树科
459	大叶紫珠	叶类	马鞭草科
460	广东紫珠	叶类	马鞭草科
461	牡荆叶	叶类	马鞭草科
462	山楂叶	叶类	蔷薇科
463	山香圆叶	叶类	省沽油科
464	人参叶	叶类	五加科
465	功劳叶	叶类	小檗科
466	巫山淫羊藿	叶类	小檗科
467	九里香	叶类	芸香科
468	橘叶	叶类	芸香科
469	葛花	花类	豆科
470	闹羊花	花类	杜鹃花科
471	黄蜀葵花	花类	锦葵科
472	金莲花	花类	毛茛科
473	木棉花	花类	木棉科
474	月季花	花类	蔷薇科
475	莲须	花类	睡莲科
476	代代花	花类	芸香科
477	佛手花	花类	芸香科
478	韭菜子	果实及种子类	百合科
479	大豆黄卷	果实及种子类	豆科
480	淡豆豉	果实及种子类	豆科

续表

序号	中文名	药用部位类别	科（类）
481	黑豆	果实及种子类	豆科
482	猪牙皂	果实及种子类	豆科
483	青果	果实及种子类	橄榄科
484	榧子	果实及种子类	红豆杉科
485	胡椒	果实及种子类	胡椒科
486	冬瓜皮	果实及种子类	葫芦科
487	瓜蒌皮	果实及种子类	葫芦科
488	丝瓜络	果实及种子类	葫芦科
489	苘麻子	果实及种子类	锦葵科
490	水飞蓟	果实及种子类	菊科
491	广枣	果实及种子类	漆树科
492	楮实子	果实及种子类	桑科
493	石榴皮	果实及种子类	石榴科
494	西青果	果实及种子类	使君子科
495	莲房	果实及种子类	睡莲科
496	母丁香	果实及种子类	桃金娘科
497	葶苈子	果实及种子类	十字花科
498	亚麻子	果实及种子类	亚麻科
499	橘核	果实及种子类	芸香科
500	橘络	果实及种子类	芸香科
501	青皮	果实及种子类	芸香科
502	余甘子	果实及种子类	芸香科
503	黑芝麻	果实及种子类	脂麻科
504	筋骨草	全草类	唇形科
505	鸡骨草	全草类	豆科

续表

序号	中文名	药用部位类别	科（类）
506	瓦松	全草类	景天科
507	金沸草	全草类	菊科
508	墨旱莲	全草类	菊科
509	千里光	全草类	菊科
510	豨莶草	全草类	菊科
511	野马追	全草类	菊科
512	一枝黄花	全草类	菊科
513	杠板归	全草类	蓼科
514	当药	全草类	龙胆科
515	青叶胆	全草类	龙胆科
516	鹿衔草	全草类	鹿蹄草科
517	天仙藤	全草类	马兜铃科
518	木贼	全草类	木贼科
519	翻白草	全草类	蔷薇科
520	委陵菜	全草类	蔷薇科
521	积雪草	全草类	伞形科
522	瞿麦	全草类	石竹科
523	贯叶金丝桃	全草类	藤黄科
524	北刘寄奴	全草类	玄参科
525	鸭跖草	全草类	鸭跖草科
526	瓜子金	全草类	远志科
527	平地木	全草类	紫金牛科
528	小驳骨	全草类	爵床科
529	干漆	树脂类	漆树科
530	阿魏	树脂类	伞形科

续表

序号	中文名	药用部位类别	科（类）
531	天竺黄	其他类	禾本科
532	西瓜霜	其他类	葫芦科
533	伏龙肝	其他类	
534	人工牛黄	其他类	
535	紫贝齿	动物类	宝贝科
536	九香虫	动物类	蝽科
537	瓦楞子	动物类	蚶科
538	蜂房	动物类	胡蜂科
539	蛤壳	动物类	帘蛤科
540	鹿角霜	动物类	鹿科
541	水牛角	动物类	牛科
542	五灵脂	动物类	鼯鼠科
543	蛇蜕	动物类	游蛇科
544	珍珠母	动物类	珍珠贝科或蚌科
545	龙齿	动物类	
546	龙骨	动物类	
547	赤石脂（煅赤石脂）	矿物类	硅酸盐类
548	大青盐	矿物类	氯化物类
549	金礞石	矿物类	变质岩类
550	青礞石	矿物类	变质岩类

中药饮片快速查阅索引